암·당뇨를 예방하는

모세의 건강법

김해용 지음

This is how Moses keep fit

도서출판 두리원

암 · 당뇨를 예방하는
모세의 건강법

Moses was a hundred and twenty years old when he died, yet his eyes were not weak nor his strength gone.

머리말

사업에 성공한 사람을 추적해 보면, 성공할 수 있었던 요인이 있고, 실패한 사람을 보면 실패한 원인을 쉽게 찾을 수 있다.

사업과 관계없는 건강에도 공통점이 있다.

건강한 사람을 보면 건강해진 원인을 찾을 수 있고, 건강을 잃은 사람을 보면 잃게 된 원인을 보게 된다.

성경에서 건강하였던 두 사람을 든다면, 모세와 갈렙이다.

갈렙이 85세의 나이에 아낙 자손들이 살고 있는 난공불락의 헤브론을 치는데 선봉장 되겠다고 나섰을 때 나이가 많은 늙은 이가 나서는 것을 못마땅하게 여기는 사람들이 많았다. 이때 갈렙은 45년 전 가나안에 정탐꾼으로 갈 때와 같이 "오늘도 내가 여전히 강건하다(여호수아 14:11)"고 항변했다.

정탐꾼은 하기 좋은 말이고 엄밀히 말하면 간첩이다. 간첩은 보통 사람 2~3명은 쉽게 제압할 수 있는 강인함과 민첩함을 갖고 있다. 지금 85세의 갈렙이 선봉장이 되겠다고 한 것은 아주 건강하다는 것이다.

이러한 갈렙보다 더 건강했던 사람은 누가 뭐라 해도 모세이다. "모세가 죽을 때 나이 백이십 세였으나 그의 눈이 흐리지 아니하였고 기력이 쇠하지 아니하였더라(신명기 34:7)."

Moses was a hundred and twenty years old when he died, yet his eyes were not weak nor his strength gone.

　이것을 쉽게 풀이하면, 모세가 죽을 때 120세였지만, 죽는 그 날까지 안경 없이 신문을 볼 수 있었고, 지팡이 없이도 몇 십㎞ 정도는 거뜬히 걸을 수 있다는 것이다. 모세의 삶은 병(病)자가 빠진 생로사(生老死)의 삶이었다.
　하나님은 모세만이 그러한 삶을 살 수 있게 한 것이 아니고, 성경에서 건강원리를 찾으면 누구든 모세와 같은 건강을 영위할 수 있게 하셨다.
　엘리 대제사장이 건강하지 못했던 원인을 성경에서 쉽게 찾을 수 있듯이 모세가 건강하였던 원인이 분명히 보였기 때문에 『모세의 건강법』을 쓰게 되었다.
　모세의 생애는 40년이라는 큰 연단의 주기가 있었지만, 필자에게는 21년이라는 변화의 주기가 있었다.
　21세에 류마티스 관절염을 앓았고, 21년 만에 류마티스 관절염을 고쳤다. 우연의 일치라고 하기에는 뭣하지만 1965년 외가가 있는 영천의 한 시골에서 농촌생활을 하다가 이농한 것이 86년이었으므로 이것 역시 21년이다.
　시골에 들어갈 때는 재산과 건강 모든 것을 잃은 상태였다. 경제적으로는 주일 헌금하기조차 어려운 상태였고, 건강은 류

Moses was a hundred and twenty years old when he died, yet his eyes were not weak nor his strength gone.

마티스 관절염으로 15분 서 있기가 어려웠다. 그런 상황에서도 하나님은 나를 도와주실 것이라고 믿는 그 믿음 하나가 나의 전 재산이었다.

시골에서 떠나올 때쯤 어느 권사님으로부터 "이사 왔던 초기, 김 선생님 집에 심방 가면 점심 얻어먹기도 어려운 가정이므로 심방대원은 아침을 든든히 먹고 나오라는 목사님의 특별 부탁까지 있었다."는 이야기를 들었을 때 필자의 상황이 그러하였으므로 그 당시를 생각하니 눈물이 핑 돌기도 했다.

그렇게 가난하였던 나를 11년 만에 시골에서 제일 좋은 집(그 당시)을 짓게 하였고, 15년 뒤에는 마을에서 부자 소리까지 듣게 되었다.

86년 부산으로 이사 오면서 21년 뒤의 내 모습은 어떤 모습이 될 것인가? 하고 스스로 마음속에 그려보기도 했다.

2007년이 시골에서 도시로 나온 지 21년이라는 마음의 음성이 계속 들려와서 2~3년 뒤에나 쓰려고 했던 책이지만, 막상 펜을 잡고 보니 상상외로 글이 쏟아져 나오므로 이것을 놓치지 않기 위해 때로는 식사시간을 거르고, 때로는 밤잠도 잊어가면서 쓰게 되었다.

Moses was a hundred and twenty years old when he died, yet his eyes were not weak nor his strength gone.

    암, 당뇨 환자들이 급격하게 늘어나다 보니, 하나님께서 강권하여 이 책을 쓰게 하신 것으로 여겨진다.

    많은 독자들이 이 책을 읽고 일부라도 실천한다면 모세와 같은 건강을 얻게 될 것이고, 주위에 많아진 암, 당뇨 환자들도 분명히 줄어들 것으로 확신한다.

    21년이라는 주기를 통해 필자에게 역사 하셨던 하나님은 21년이라는 숫자가 크게 부각되는 전환점을 주실 것으로 여긴다.

    이 책의 추천사를 써 주신 전 계명대학교 총장 정길수 박사님과 포도원교회 김문훈 목사님, 인쇄를 맡아주신 동방문화 최동식 사장님 그리고 원고 교정과 편집에 힘써 준 김경철 대리, 박은실 대리에게도 감사를 드린다.

2007. 10
자택에서 김해용 씀 金海湧

※ 성경은 개역개정성경으로 통일하였습니다.

Moses was a hundred and twenty years old when he died, yet his eyes were not weak nor his strength gone.

추천사

　두리원 원장이신 김해용 장로님께서 『모세의 건강법』을 집필하여 세상에 내어놓게 된 것을 진심으로 축하합니다.
　독일 사람들은 평생에 좋은 책 한 권을 쓰는 것을 최고의 소원으로 여긴다고 합니다. 그러나 실제로 책을 내는 사람은 그리 많지 않습니다. 저자는 이미 건강에 관한 여러 권의 좋은 책을 출간했습니다.
　건강서적 하면 전문성을 갖고 있어서 딱딱하고 읽기가 어려운 것으로 생각하기 쉽습니다. 그러나 저자의 책은 전혀 어렵지 않고 읽는 것이 도리어 재미가 있을 정도입니다. 수필가여서 그런 면도 있겠지만 글 자체가 쉽고 부드러워서 저자의 책을 한번 손에 들면 다 읽지 않으면 안 될 정도로 힘과 매력이 있습니다.
　이렇게 되기까지 그는 젊은 시절 질병으로 인해 지리산에 들어가 무인지경에서 독거생활을 했습니다. 그때 인생의 의미를 찾는 데는 어느 책들보다 삶의 진수를 표출한 수필집을 읽는 것이 정신건강에도 도움이 될 것으로 여기고 수많은 수필집을 탐독했다고 합니다. 이것이 글 쓰는데 많은 도움이 되었다고 하면 여기에는 보이지 않는 하나님의 섭리가 있었던 것이 분명합니다.
　저자의 사무실에는 여느 학자들 못지않게 많은 책을 소장하고 있습니다. 이것이 바탕이 되어 쓴 책이므로 읽으면 많은 유

Moses was a hundred and twenty years old when he died, yet his eyes were not weak nor his strength gone.

익을 얻게 될 것입니다.

　성경에는 위대한 인물, 장수들의 삶이 기록되어 있습니다. 그 가운데서도 모세는 가장 위대한 인물이고 또한 무병장수자였습니다. 모세의 삶이 왜 그렇게 위대하고 또한 무병장수하였는지 그 원인을 심도 있게 논하고 있습니다.

　과학의 발달로 인간의 수명이 많이 연장되었지만 참으로 무병장수한 사람은 그렇게 많지 않습니다. 저자는 모세와 같은 건강을 누구나 가질 수 있는 방법들이 성경 안에 있음을 강조하고 있습니다. 아는 것이 지식이지만 그 지식을 실천할 때에만 비로소 유익을 얻게 된다는 것을 저자는 거듭 강조하고 있습니다.

　성경에 의하면 우리 인생은 하나님보다 조금 못하게 창조된 가장 존귀한 존재이지만(시편 8:5) 생로병사의 고통에서 자유롭지 못한 사람이 많습니다. 『모세의 건강법』을 정독하시고 모세처럼 무병장수하여 하나님께 영광을 돌리시고 가족들과 후손들에게는 귀감이 되는 복된 삶을 누리시기를 바랍니다.

　이 책을 읽는 모든 분들이 영육 간에 강건하기를 기원하며 추천사를 대신합니다.

2007. 11
전 계명대 총장 교육학 박사 정길우

Moses was a hundred and twenty years old when he died, yet his eyes were not weak nor his strength gone.

추천사

　본인은 구입하는 책도 많지만 목사, 교수 등 다양한 사람으로부터 기증받는 책도 많습니다. 그중에는 정말 귀하다고 여기는 책이 있는가 하면 때로는 그 책보다 다른 책을 읽었으면 더욱 유익했을 것으로 여기는 책들도 있었습니다. 그러나 이 책만은 정말 좋은 책이라는 것을 두고 이야기할 수 있는 책입니다.

　지금은 웰빙시대라 해서 많은 사람들이 건강에 대해 관심들을 갖고 있어서 건강에 관한 책도 많이 출간되고 있습니다. 그러나 성경과 결부시켜 나온 책 중에 이렇게 깊이 있게 다룬 책은 별로 없는 것으로 압니다.

　성경 인물 중에서 누가 뭐라 해도 가장 건강하였던 사람은 모세입니다. 그 모세가 어찌해서 건강했는지 그 원인을 다루어 두었기 때문에 자신의 건강에 대해서도 돌아볼 수 있는 기회를 얻게 될 것입니다.

　이 책에서는 이삭은 고기를 좋아하는 미식가였고, 그것이 원인이 되어 노년에 시력을 잃게 되었다고 논해두기도 했습니다. 여기에 대한 가부를 떠나 우리의 식생활이 얼마나 중요하다는 것을 강조해 두었습니다.

　저는 시골에서 자랐기 때문에 토양에 퇴비를 주는 것을 늘 보아왔지만, 근래에 와서는 인건비의 상승으로 퇴비를 넣지 않고 화학비료만 갖고 농사를 짓고 있습니다. 저자는 이것이 많은

Moses was a hundred and twenty years old when he died, yet his eyes were not weak nor his strength gone.

　질병을 일으키는 원동력이 되었다는 것과 하나님은 제일 좋은 영양소는 모두 껍질에 두었는데 이것을 외면하고 먹은 것이 하나님의 건강법에 역행하기 때문에 많은 질병과 희귀병들을 유발시킨다고 한 것 모두 공감할 수 있는 내용이었습니다.

　김 장로는 건강식품을 직접 제조하고 있는 「두리원」이라는 기업체의 사장이기도 합니다. 그런데 제품에 대해서는 거의 이야기가 없어서 더욱 돋보이는 책이었습니다.

　또한, 김해용 장로는 가나안선교회 회장으로 일하고 있습니다. 가나안선교회는 10년 전부터 캄보디아에 단독선교사를 파송하고 있는 선교단체입니다. 교회가 직접 운영하지 않는 선교단체에서는 회비의 70%가 선교지에 가면 많이 가는 선교비로 알고 있는데, 가나안선교회에서는 95%가 선교지에 가고 5%로 회지 발간과 우송비에 사용하고 있는 선교단체여서 우리 교회에서는 일부 도움을 주고 있어서 김해용 장로를 오래전부터 알고 있습니다.

　이 책은 누가 읽어도 값진 책이 될 것이며, 특히 목회자가 읽었을 때는 더욱 유익한 책이 될 것으로 여겨져 기쁘게 추천하는 바입니다.

2007. 11
포도원교회 목사

Moses was a hundred and twenty years old when he died, yet his eyes were not weak nor his strength gone.

목차

1. 모세의 건강법
   1. 숫자 '40'과 '21' ································· 16
   2. 애굽에서 즐겼던 식품 ························· 22
   3. 애굽생활과 모세의 성격 ····················· 25
   4. 미디안생활과 모세의 성격 ················· 27
   5. 온유한 성격 ······································· 30
   6. 모세의 가정 ······································· 33
   7. 가족적 분위기 ··································· 37
   8. 모세와 변비 ······································· 39
   9. 모세의 운동 ······································· 43
      1) 모세는 무술 습득자 ······················· 43
      2) 무원칙이 때로는 좋은 운동 ············ 44
      3) 걷는 것이 제일 좋은 운동 ············· 46
      4) 걸으면 머리가 맑아진다 ················ 47
   10. 모세는 등산가 ································· 47

2. 축복받은 토양
   1. 씨 맺는 열매 ····································· 52
   2. 축복받은 토양 ··································· 57
   3. 기름은 불사르고 피는 붓고 ················ 61
   4. 땅을 살려야 ······································· 65
      1) 빼앗는 농사 ·································· 65
      2) 토양의 비옥 ·································· 67
      3) 토양은 살릴 수 있다 ····················· 69
      4) 친환경 약제 ·································· 71
   5. 땀을 흘려야 ······································· 73

Moses was a hundred and twenty years old when he died, yet his eyes were not weak nor his strength gone.

3. 하나님의 처방
1. 하나님의 처방은 껍질에 ··········· 78
2. 현미는 치병(治病)의 곡류 ··········· 83
3. 보약(補藥)보다는 면역강화를 ··········· 87
4. 젊은이에게도 심각한 ··········· 92
5. 독일의 패망과 육식 ··········· 95

4. 암은 왜 발생하나
1. 암은 왜 발생하나 ··········· 101
   1) 암 ··········· 101
   2) 암은 식원병(食原病) ··········· 103
   3) 암 예방을 위한 25가지 법칙 ··········· 105
2. 중환자실과 예수 믿는 사람 ··········· 107
3. 제발 암만은 ··········· 110
4. 검진이 암 예방의 전부인가 ··········· 116
5. 급증하는 대장암 ··········· 120
6. 체질강화에는 콜레라균도 ··········· 125

5. 식품에도 짝이
1. 음식에도 짝이 있다 ··········· 128
2. 세포의 생명은 무한정 ··········· 135
3. 침에는 항균력 ··········· 137
4. 물 ··········· 140

6. 강장식품(强壯食品)
1. 대파 ··········· 146
2. 부추 ··········· 148

Moses was a hundred and twenty years old when he died, yet his eyes were not weak nor his strength gone.

목차

   3. 마늘 ··· 151
      1) 마늘은 퇴비로 재배 ···························· 151
      2) 마늘은 정력 강장제 ···························· 152
      3) 당뇨에도 뛰어난 효과 ························ 153
      4) 면역성 강화 ······································ 154
      5) 항암작용 ·· 154
      6) 올마늘과 늦마늘 ······························· 155
      7) 마늘은 날 것이나 동결건조가 좋다 ······ 156
   4. 화분은 만나 ·· 156
   5. 화분은 최고의 식품 ································ 161

7. 성경에 나오는 식품과 약초

   1. 꿀 ··· 165
      1) 꿀의 역사는 인류의 역사 ···················· 165
      2) 꿀은 귀한 식품 ································· 166
      3) 꿀을 제일 많이 먹은 사람 ·················· 168
      4) 1g과 5,600개의 꽃 ···························· 169
      5) 농축꿀과 비농축꿀 ···························· 170
      6) 꿀의 효과 ··· 172
   2. 소금 ··· 174
      1) 잘 길들여진 입맛 ······························ 174
      2) 초과 섭취하는 소금 ·························· 174
      3) 칼륨과 나트륨 ································· 176
      4) 과잉 섭취 ·· 177
      5) 세포막을 치유 ································· 178
      6) 천일염(天日鹽) ································ 180
      7) 예수님이 권유한 소금 ······················ 182
   3. 식초(醋) ·· 183
   4. 포도주의 효과 ······································· 190
   5. 우슬초(牛膝草) ····································· 195
   6. 엉겅퀴 ·· 199

Moses was a hundred and twenty years old when he died, yet his eyes were not weak nor his strength gone.

8. 짐승들의 복수
  1. 짐승들의 복수 ······ 205
  2. 육식은 성인병을 유발 ······ 210
  3. 식생활과 질병 ······ 214
  4. 피는 생명 ······ 217
  5. 피 마시는 것은 독 마시는 것 ······ 220
  6. 스트레스는 시기의 사촌 ······ 224
  7. 이삭은 미식가 ······ 228
  8. 눈이 어두워진 사람과 비만자 ······ 232
  9. 당지수와 당뇨병 ······ 234
  10. 채식자들이 더 우수 ······ 238

9. 김 박사
  1. 무화과와 눈물 ······ 242
  2. 신약성경에서 본 기도와 기름 ······ 245
    1) 기도 ······ 245
    2) 기름(올리브유) ······ 247
  3. 설사 좀 합시다 ······ 250
  4. 껍질의 진액(resin)과 프로폴리스(propolis) ······ 256
    1) 프로폴리스(propolis)란? ······ 256
    2) 벌통 안에는 질병이 없다 ······ 258
    3) 프로폴리스의 역사 ······ 260
    4) 재래 벌통에서는 생산이 어렵다 ······ 261
    5) 프로폴리스의 효능 ······ 262
  5. 김 박사 ······ 263

10. 씨 맺는 열매의 위력
  1. 껍질건강법 ······ 268
  2. 뼈와 몸을 강건케 하는 껍질 ······ 271
  3. 씨 맺는 열매의 위력 ······ 276

참고문헌 ······ 282

모세의 건강법 1

1. 숫자 '40'과 '21'

출애굽기 7:7
"모세와 아론이 여호와께서 자기들에게 명령하신 대로 행하였더라 그들이 바로에게 말할 때에 모세는 팔십 세였고 아론은 팔십삼 세였더라"

'40'은 모세의 숫자이고, '21'은 필자의 숫자이다.

모세의 궁중생활 40년은 화려한 생활이면서도 애굽(이집트)의 학문을 터득한 기간이었다. 이런 기간이 있었기 때문에 모세 5경(창세기, 출애굽기, 레위기, 민수기, 신명기)을 기록할 수 있었다.

모세를 구약의 대표적 인물이라고 한다면, 신약의 대표적 인물은 누가 뭐라 해도 바울이다. 바울은 신약성경의 절반을 기록했다. 신약성경 '서(書)' 중에 '야보고서', '베드로전·후서', '요한 1·2·3서', '유다서' 이외는 모두 바울이 기록했다. 이 중에 '히브리서'만은 바울이 섰다는 학설과 다른 사람이 기록했다는 학설로 엇갈리고 있지만, 분명한 것은 로마서를 위시해서 '13서'는 바울이 기록했다는 사실이다.

바울은 그 당시 최고의 학자인 가말리엘의 문하에서 학문을 습득(習得)하였고, 모세는 애굽 궁궐에서 최고의 학문을 습득하였다. 둘 다 최고의 지식을 갖춘 지성인들이다.

모세는 출생 이후 40년은 인격 형성과 학문을 습득하는 기간이었고, 또 40년은 미디안 생활을 통해 자신을 철저히 낮추고 인내하면서 연단하는 기간이었다. 강대국의 왕자 자리에서 양치는 목자가 된다는 것은 극과 극의 생활이었지만, 자신의 마음을 완전히 비우기까지는 40년이라는 세월이 필요했던 것으로 여긴다.

그리고 또 40년은 애굽에서 노예생활을 하던 이스라엘 민족을 가나안으로 인도하는 지도자의 기간이었다. 애굽에서 가나안까지는 직선으로는 보름이면 갈 수 있는 거리지만, 40년이란 긴 세월을 광야에서 방황하게 한 것은 애굽에서 젖어있던 나쁜 근성을 완전히 벗기기 위한 하나님이 섭리였다. 그 섭리과정에서 가장 적절하게 사용하였던 지도자가 모세였다.

모세의 생애는 40년으로 구분이 된다.
- 애굽 생활   40년
- 미디안 생활   40년
- 지도자 생활   40년

필자는 21의 숫자로 구분이 된다.	
· 류마티스 관절염 발병	21살
· 류마티스 관절염을 앓은 기간(1961~1982년)	21년
· 농촌생활(1965~1986년)	21년
· 도시로 나온 지	21년

지금 많아진 병의 원인과 고칠 수 있는 방법들이 성경에 있음을 알게 되어 『모세의 건강법』 출간

  모세의 생활은 철저하게 40년으로 구분되어 있고, 필자의 생활은 21년으로 구분이 된다.
  필자의 출생 이후 21년간은 일반인들이 겪어왔던 생활이었고, 그다음 21년간은 혹독한 훈련 기간이었다. 21세에 발병된 류마티스 관절염을 42세에 고침을 받았으니 그 21년간은 너무나 지긋지긋해서 생각하기조차 싫은 생활이었고, 그 흔적의 상처들은 지금이라도 지우고 싶은 심정이다.
  그런 가운데 특이했던 것은 지리산에 들어가 2년 반 동안 사람이 살지 않는 무인지경에서 뱀을 잡아먹고, 약초를 캐 먹으면서 생활했던 삶은 자식들까지도 잊지 않고 기억해주었으면 하는 삶이었다.
  "하나님! 무엇 때문에 저를 이런 곳에서 훈련을 시키십니까? 저는 훈련을 받을 만한 자질을 갖춘 사람도 아닙니다. 그러나 하나님이 필요하시면 저를 사용해 주십시오." 하고 밤하늘의

별들이 쏟아지는 바위 위에 올라가 저녁마다 기도했다.

"하나님, 제가 나가서 건강을 되찾게 되는 날이 오게 되면 야곱이 벧엘을 찾았듯이 저도 이곳에 와서 제 건강을 되찾게 해주신 하나님께 '감사합니다.' 하고 엎드리겠습니다." 그러나 만성 류마티스 관절염을 고친다는 것은 부질없는 망상이라고 생각했다. 그렇지만, 건강을 되찾게 되었고, 연단의 골짜기를 찾는 것도 한번으로 끝나지 않았다.

필자같이 부족한 사람이 책을 쓴다는 것 그 자체가 하나님의 은혜이다. 그렇다 보니 출간될 책이 인쇄에 들어갈 때마다 "하나님! 김해용에게 베풀어준 그 은혜 잊지 못해서 다시 이곳에 찾아와서 엎드렸습니다. 저의 책을 통해 이 땅의 질병이 줄어들게 하여 주옵소서." 하고 눈물로 기도하고 내려오곤 했다.

하나님은 지리산에서 먼저 마음을 청결케 한 뒤 민족과 나라를 사랑하는 마음을 주셨고, 그리고 인내의 훈련을 키워주셨다.

이곳에서 어느 대학에 가서도 얻을 수 없는 학문적 지식을 얻도록 지도해주셨다. 그 담당 지도교수는 성령님이었고, 그 학교의 학장은 하나님이었다. 필자는 일반 대학에서 4년 동안 받아야 할 교육을 그곳에서 2년 반 만에 마치고 수료증을 받았다. 이 수료증을 인정해주는 사람은 지금까지 아무도 없었다. 그러나 이 책을 읽는 독자들만은 인정해줄 것이다. 4년제 대학을 나와도 쓸 수 없는 책을 썼다고…….

도시에 나가면 아무 쓸모도 없는 무용지물의 인간이겠지만,

농촌에 들어가면 그래도 무엇인가 할 수 있는 일이 있을 것으로 여기고 65년도에 경북 영천 제3사관학교 근처에 있는 외가를 찾아가게 되었다.

시골에 들어갈 때는 "예수 믿다 망해서 들어왔다."는 소리를 들었던 사람이 15년 이후부터는 시골부자라는 소리까지 듣게 되었다.

아들이 여덟 살 때 발병한 류마티스 관절염을 고치려고 공부한 것이 '토양과 인체는 동일하다.'는 이론을 체득하게 한 후 아들의 병뿐만이 아니라 영원히 고치지 못할 것으로 여겼던 필자의 병까지 고치는 계기가 되었다.

21년간 앓았던 질병의 고통을 그대로 버리기에는 너무 아까워 책을 쓰려고 펜을 들었지만, 리포트 한 장 써보지 못한 사람이 전문서적에 가까운 책은 도저히 쓸 수 없다는 생각으로 가득 찼다. 그러면서도 쓸 수 있다, 못쓴다는 교차가 수십 번 되풀이 되는 사이에 '너는 왜 학자의 흉내를 내려고 하느냐? 네가 시골에 들어왔던 것을 우연이라고 생각하느냐. 네가 낫게 된 고귀한 삶의 체험이 있지 않으냐. 그것은 학자들이 쓸 수 없는 값진 자료인데, 너는 왜 그것을 외면하느냐. 너는 민족과 나라를 위해 매일 기도하면서 사회에 유익을 줄 수 있는 인간이 되게 해달라고 기도하지 않았느냐. 그곳에서 인내하면서 터득한 집념을 갖고 글을 써라. 그러면 내가 너를 도와줄 것이다.' 이런 세미한 음성을 듣고 3년의 각고 끝에 몇 번이나 되풀이해 가면서 쓴 것이 『건강으로 가는 길(두리원 刊)』이고, 지금까지

11번 인쇄되면서 15,000부가 나갔다.

　농촌에 들어갈 때는 지팡이 짚고 절뚝거리는 아픈 몸이었지만, 나올 때는 건강한 몸에 지팡이 대신 책을 들게 되었고, 야곱에게 주었던 두 떼를 필자에게도 주었다. 시골의 재산을 팔고 나왔으면 한 떼였겠지만, 그대로 두고 나왔기 때문에 두 떼였고, 시골에서 축복하신 하나님은 도시에서도 같은 은혜를 주실 것으로 믿었기 때문에 두 떼가 된 것이다. 우연의 일치라고 하기에는 뭣하지만 농촌에 들어갈 때가 65년도이고, 떠나온 것이 86년도이므로 만 21년 만에 농촌을 떠나왔다. 『건강으로 가는 길』이 바탕이 되어 부산에 와서도 몇 권의 책을 더 쓰게 되었다.

　금년(2007년)이 부산에 온 지 만 21년째이다. 21년 후의 내 모습은 어떤 모습으로 변할까? 하고 항상 궁금하게 여기면서 살아왔다. 부산 근교에 공장도 설립하였고, 가나안 선교회(캄보디아에 단독 선교사 파견) 회장과 매월 모이는 한국자연건강연구회 회장 직책도 몇 년째 맡고 있다.

　21년의 분기점은 이것이 아닌데 생각하면서 그동안 써왔던 수필을 가을에 출간할 계획으로 준비해왔다. 그러나 하나님은 이 책을 더 원하셨기 때문에 급히 이 책을 쓰게 되었다.

　성경에서 건강인의 표본은 모세이다. '모세의 건강법'이라는 제목을 붙이고 글을 쓰다 보니 글이 매우 잘 써지고, 계속 아이디어가 떠오른 것을 보면 하나님은 이 책을 통해 큰 분기점을 만들어 주실 것으로 여긴다.

유럽 속담에 "토마토가 빨갛게 익으면 의사의 얼굴이 파래진다."는 말이 있다. 이 말은 토마토를 많이 먹게 되면 의사가 필요 없을 정도로 건강해진다는 뜻이다. '이 책이 많이 판매되면 의사가 울지 않겠습니까?' 했더니, '그분들은 머리가 뛰어나기 때문에 의사 직업 아니고라도 잘 살 수 있다.' 라는 마음의 음성까지 들려왔다.

앞으로 21년 뒤의 내 모습은 어떤 모습일까? 모세와 같이 건강인으로 열심히 일하고 있을 때 하나님이 나를 부르지 않을까 하는 생각을 해보기도 한다.

2. 애굽에서 즐겼던 식품

모세의 음식

모세의 생애 120년 가운데 40년은 애굽의 궁전에서 생활하면서 애굽인들이 즐겨 먹었던 음식을 먹었을 것이다.

애굽에서 나왔던 히브리 민족들이 계속되는 광야 생활로 인해 제대로 먹지 못하여 기력이 약해지자

"우리가 애굽 땅에서 고기 가마 곁에 앉아 있던 때와 떡을 배불리 먹던 때에 여호와의 손에 죽었더라면 좋았을 것을 너희가 이 광야로 우리를 인도해 내어 이 온 회중이 주려 죽게 하는도다(출애굽기 16:3)"

"누가 우리에게 고기를 주어 먹게 하랴. 우리가 애굽에 있을

때에는 값없이 생선과 오이와 참외와 부추와 파와 마늘들을 먹은 것이 생각나거늘(민수기 11:4~5)" 하면서 모세를 원망하고, 애굽에서 먹었던 음식들을 생각하면서 그 시절을 도리어 그리워했다.

옛날에 먹었던 음식 습성을 바꾸는 것은 정말 어렵다. 어릴 때 바닷가에 살면서 생선을 많이 먹었던 사람은 장년이 되어도 생선을 잘 먹게 되고, 산골에서 산나물을 많이 먹고 자란 사람은 늙어서도 산나물을 좋아하는 습성들이 있다. 이 습성이 잘 고쳐지지 않는 것은 10년을 익혀온 습성을 고치는 데는 10년 이상이 걸리기 때문이다. 모세가 애굽 궁전에서 익힌 습성을 고치는 데는 40년이라는 긴 시간이 걸렸다.

어릴 때 피자나 인스턴트식품, 탄산음료를 좋아했으면 중년이 되어도 이 음식을 좋아하게 된다. 그러면서도 불완전연소로 축적된 독소를 운동이나 1차 식품으로 해소하여 주지 않으면 이런 사람들 10명 중 7~8명은 당뇨로 고생하게 될 확률이 높다.

출애굽 시기보다 500여 년 뒤 이스라엘의 솔로몬 왕 재위 시 그의 가족과 궁중 요인들이 하루 먹었던 음식을 보면 모세가 애굽 궁전에서 먹었던 식생활을 대강은 짐작할 수 있다.

"솔로몬의 하루의 음식물은 가는 밀가루가 삼십 고르요(1 고르는 350~400ℓ) 굵은 밀가루가 육십 고르요 살진 소가 열 마리요 초장(草場)의 소가 스무 마리요 양이 백 마리이며 그 외에 수사슴과 노루와 암사슴과 살진 새들이었더라(열왕기상

4:22~23)

  모세는 강대국인 애굽 궁전에서 공주의 아들로 일반 서민들이 먹기 어려운 육류와 온갖 산해진미, 그리고 부추, 파, 마늘 등을 즐겨 먹었기 때문에 혈기왕성한 기력과 정력을 가진데다, 노예생활을 하는 히브리 민족에 대한 연민의 정까지 가졌다. 그렇다 보니 히브리인을 학대하는 애굽인을 그대로 볼 수 없어 살인이라는 돌이킬 수 없는 큰 실수를 저질렀다. 그러나 이것도 어찌 보면 하나님이 도구로 사용하기 위한 연단의 시발점이었다고도 할 수 있다.

  20대 초반 필자는 만성 류마티스 관절염에 심한 우울증까지 걸렸었다. 자살을 하려고 했지만, 자살은 살인이라는 기독교 사상 때문에 하지 못하고 그 대신 개 짖는 소리, 닭 우는 소리 들리지 않는 지리산에 들어가 2년 반 동안 뱀을 잡아먹고 약초를 캐 먹는 생활을 하는 가운데 "하나님! 무엇 때문에 저에게 이런 질병을 통해 연단시키십니까? 저는 학벌이나 외형이나 가문으로도 연단시킬 정도로 가치 있는 사람이 되지 못합니다. 그러나 하나님이 필요하시면 저 같은 인간도 사용해 주십시오 (『무공해 인간의 목소리』 참조)." 하고 기도하였던 저에게 하나님은 그때를 잊지 않으시고 20년 뒤에는 공식적인 리포트 한 장 써보지 못한 사람이 건강에 관해서 몇 권의 책을 쓰게 했고, 수필가로 등단케 해주셨다.

3. 애굽생활과 모세의 성격

출애굽기 2:1~12
"모세가 장성한 후에 한번은 자기 형제들에게 나가서 그들이 고되게 노동하는 것을 보더니 어쩐 애굽 사람이 한 히브리 사람 곧 자기 형제를 치는 것을 본지라 좌우를 살펴 사람이 없음을 보고 그 애굽 사람을 쳐죽여 모래 속에 감추니라"

노예생활을 하는 히브리인이 애굽 사람에게 맞는 것을 보면 같은 민족의 히브리인으로서 의분(義憤)은 일어날 수 있다. 그렇지만, 사람을 죽인다는 것은 호전적이고 야성적인 기질의 성격이 아니고서는 할 수 없는 일이다.

이런 성격은 어디에서 왔을까? 모세에게 젖을 준 여성은 친어머니였지만 유모로 가장해서 모세를 키웠다. 모세가 어릴 때 '너는 히브리인의 자손이다. 이것을 잊지 말고 기억해라.' 이런 말은 죽음과도 관계가 될 수 있기 때문에 함부로 할 수는 없는 말이었다. 모세가 이 사실을 알았다면 사리판단을 할 수 있는 20세 전후가 되었을 것이다.

모세의 성격을 거칠고 급하게 만든 것은 어머니의 민족적 사상교육이 아니라, 그의 식생활이 그렇게 만든 것이다. 우리는 짐승의 성격을 볼 때 초식동물의 성격과 육식동물의 성격이 완전히 다르고, 초식과 육식을 같이하는 동물의 성격이 또한 다르다.

개는 초식과 육식을 같이하므로 육식하는 동물과 초식하는 동물의 중간 성격을 갖고 있다. 개의 모습과 흡사한 늑대는 육식을 하기 때문에 눈빛이 다르고, 짖는 소리도 무서울 정도로 밤 공기를 갈라놓는다. 그리고 사람을 해칠 정도로 사납다.

동물성 단백질인 육식 섭취와 성격의 포악성에 대해 이야기할 때 예를 드는 두 종족이 있다. 아프리카에 있는 마사이(Masai)족과 키쿠유(Kikuyu)족이다.

지금 마사이족은 맨발로 잘 걷고 장수하는 종족으로 알려졌지만 한때는 아주 호전적인 부족이었다. 농경을 하지 않으므로 곡류가 아닌, 소의 생혈(生血), 젖, 고기 등을 주식으로 먹는 종족이었다. 마사이족 전사(戰士)는 다른 부족의 소 약탈이 주임무여서 침략을 많이 하였다.

마사이족과 인접해 있는 키쿠유족은 염소, 소 등의 가축도 사육하나, 생업은 잡곡, 콩류를 재배 하는 농업이어서 콩, 옥수수 같은 곡류와 채식을 위주로 하였기 때문에 우리 백의민족이 남의 나라는 공격할 줄 모르고 언제나 북쪽과 일본으로부터 침범당했듯이 키쿠유족도 마사이족에게 침범을 당하기만 했다. 그때마다 젊은 여자들은 강간을 당하거나 아니면 포로로 끌려갔고, 집들은 불살라졌다.

마사이족을 피하고자 더 깊은 곳에 들어가 살던 키쿠유족은 늘 싸움에 패하는 이유가 육식을 하지 않는 데 있는 것으로 판단하고 그때부터 마사이족이 먹는 음식 그대로 육식도 하고, 생피도 마시게 되었다. 얼마 가지 않아 그들의 성격도 포악해지고 호전적이 되어 1950년대 영국의 식민지주의에 저항한 대(對)백인 테러 비밀결사조직 '마우마우단(Mau Mau團)'의 중심이 되었다.

그들이 침략할 때는 얼굴에 검은 보자기를 뒤집어쓰고 수많은 부족을 침략하여 닥치는 대로 사람을 죽이거나 방화를 하므로 그들에게 늘 피해를 주었던 마사이족보다 오히려 더 포악한 부족이 되었다.

이것을 보면 먹는 음식에 따라 그 사람의 성격까지 변화된다. 하나님은 호전적인 모세의 성격을 바꾸기 위해 음식과 미디안 광야생활을 통해 완전히 바꾸어놓았다.

4. 미디안생활과 모세의 성격

남자는 어떤 여자와 결혼하느냐에 따라 인생이 많이 좌우된다. 여자를 잘 만나 성공하는 사람이 있는가 하면 잘못 만나 패가망신하는 사람도 있다.

모세는 장가도 잘 갔지만, 미디안 제사장 이드로는 몇 개의 도시락을 싸들고 부지런히 찾아다녀도 구할 수 없는 사위가 스스로 찾아왔으니 이드로는 가만히 앉아서 굴러온 복을 공짜로 얻은 셈이다.

그 당시 애굽은 매우 강대국이었기 때문에 미디안도 애굽의 영향권에 있었다. 그렇다 보니 처녀들은 애굽 청년과 결혼하는 것을 동경하였던 시대에, 그것도 궁전에서 생활하였던 모세를 신랑으로 얻은 십보라에게는 큰 복이었지만, 이드로에게도 너무나 귀한 복이었다.
　모세 또한, 미개지역 미디안에서 지·덕(智德)을 겸비한 이드로를 장인으로 얻었다는 것만으로도 큰 복이었다.
　모세는 이곳에서 어떤 음식을 먹었을까? 모세가 양을 치는 목자였기 때문에 양고기는 먹기 싫을 정도로 먹었을 것으로 생각하지만, 사실은 이와는 정반대다.
　자기 손으로 키우는 짐승은 자기 손으로 잡아먹지 못한다. 거기에는 자식같이 사랑하였던 애정도 들어 있고, 생명 있는 동물인데다 죽을 때의 눈빛을 보면 도저히 먹지 못한다. 말은 하지 못해도 그 눈빛에는 '주인님! 저를 이렇게 죽여야 합니까?' 하는 애원의 눈빛이 서려 있다.
　시골에서는 설이나 추석이면 소를 잡는다. 생후 1년 미만의 소이면 한 마을에서 잡기도 하지만, 큰 소이면 가까운 이웃 마을과 합쳐 한 마리를 잡는다. 명절에 손님이 많이 오는 집에서는 많은 양을 사가지만, 대부분 조금씩은 다 사간다. 하지만, 그중에 쇠고기를 사가지 않는 집은 그 소를 키웠던 집이다. 자기가 키운 소를 어떻게 먹을 수 있느냐? 하면서 잡는 근처에 오지도 않고, 사가지도 않는다. 키워서 판 사람의 심정을 이해하기 때문에 고기를 공짜로 좀 줄 수 있어도 주지 않는다.
　그렇다고 보면 모세는 양 치는 목자였기 때문에 오히려 일반인들보다도 양고기를 덜 먹었겠지만, 애굽에서 고기를 많이 먹었던 습성 때문에 육식도 다소 했을 것으로 여긴다. 그렇다면, 모세의 주식은 곡류이고 그다음이 채소나 육식이었을 것이다. 미디안에서의 식생활은 애굽 궁전의 식생활과는 완전히 달랐다. 이것이 모세를 온유한 성격으로 바꾸어놓은 원천이었다.

모세의 장인 이드로는 제사장이었다. 제사장은 짐승을 잡아 번제를 드렸기 때문에 고기를 접할 기회가 일반인들보다 더 많았다. 하지단, 제사장은 하나님과 가까이하는 수도자이기에 일반인들보다 더 정결하고 흠이 없어야 했다. 그래서 일반인들보다는 육식을 덜 하였을 것이다. 만일 제사장이 술을 좋아하고 고기를 좋아한다는 소문이 퍼지면 그때부터 제사장의 권위는 떨어진다.

하지만, 엘리 제사장의 아들 홉니와 비느하스는 고기를 너무 좋아한 탓이 하나님께 드려지는 제사 고기를 착복하고 제사용 고기는 불에 삶아야 하는데 날 것을 요구하였고, 이로 말미암아 결국 가족이 몰락하는 비극을 당했다.

육식하는 사람과 채식하는 사람의 성격 차이

육식 위주	채식 위주
1. 생각이 깊지 못하다.	1. 생각이 깊다.
2. 참을성이 없다.	2. 참을성이 많다.
3. 끈기가 없다.	3. 지구력이 강하다.
4. 변덕이 심하다	4. 변덕이 없고, 초지일관하다.
5. 폭력적이고 호전적이다.	5. 성격이 온순하다.
6. 주위에 적이 있다.	6. 주위에 적이 없다.

5. 온유한 성격

민수기 12장 3절에 보면 "모세는 온유함이 지면의 모든 사람보다 더하더라"고 했다.

"여호와께서 구름 가운데 강림하사 모세에게 말씀하시고 그에게 임한 영을 칠십 장로에게도 임하게 하시니 영이 임하신 때에 그들이 예언을 하다가 다시는 하지 아니하였더라(민수기 11:25)"

칠십 장로들은 대부분이 회막에 있었지만, 회막에 남지 않고 진중에 남아있었던 엘닷과 메닷도 예언을 했다. 이것을 본 한 소년이 모세에게 달려가서 알렸다. 그때 모세 곁에서 그림자처럼 따라다니던 여호수아가 "내 주 모세여 그들을 말리소서(민수기 11:28)" 하며 그들이 예언을 못하도록 간청했다.

믿고 따르던 제자는 자기가 수종 드는 선생은 언제나 최고이기를 바라고 있다. 만일 지도자일 때는 최고의 지도자가 되기를 원한다. 그렇게 되었을 때 자신에게도 크고 작은 이익과 영예가 따르기 때문이다. 만일 여기에 경쟁자가 나타났을 때는 견제하여 자기가 섬기는 지도자보다 더 오르지 못하도록 하는 것도 추종자의 임무이기도 하다.

모세 옆에는 똑똑하고 젊은 여호수아가 항상 지키고 있었다. 예언은 60만 장정 중에서도 유일하게 모세만 하였다. 그런데 모세 외에 다른 사람이 그것도 한 사람이 아니고 두 사람이 예언을 하고 있다는 것은 어떻게 보면 모세에게는 도전자가 될 수 있고, 견제자가 될 수 있다는 것을 나타낸다. 이들 두 사람이 결탁하여 힘을 합쳤을 때 모세에게는 위협의 대상이 될 수 있다. 유능한 보좌관이면 사전에 차단하는 것이 백번 옳은 일이다. 그래서 여호수아가 못하게 해야 한다고 간청을 하였던 것이다.

이때 모세의 온유한 인품을 나타내는 구절이 29절에 나와 있다. "모세가 그에게 이르되 네가 나를 두고 시기하느냐 여호와께서 그의 영을 그의 모든 백성에게 주사 다 선지자가 되게 하시기를 원하노라"

예언을 자기만이 하는 것이 아니고, 모든 백성이 다 하기를 바라는 마음은 아무나 가질 수 있는 마음이 아니다. 이것을 보면 모세는 남을 배려하고 존경할 줄 아는 온유한 성격이었다.

예수님이 산상교훈에서는 "온유한 자는 복이 있나니 그들이 땅을 기업으로 받을 것임이요(마태복음 5:5)."했다. 성경에서 말하는 기업은 부를 상징하고, 부는 곧 장수를 의미한다. "자녀들아 주 안에서 너희 부모에게 순종하라……. 이로써 네가 잘되고 땅에서 장수하리라(에베소서 6:1~3)"했다. 온유한 성격이 장수케 한다.

필자가 70년도 후반 제주도에 있는 영락교회에서 한경직 목사의 설교를 직접 들을 기회가 있었다. 키도 크지 않고, 남성적인 굵은 음성도 아니고, 카리스마적인 지도력은 어디에서도 찾아볼 수 없는 품위였다. 그러면서 어떻게 대형교회를 세우고 이끌어 왔을까? 하는 의문점이 늘 있었다. 수년이 지난 후 영락교회의 한 장로와 대화를 나눌 기회가 있어서 이점에 대해서 물어본 적이 있었다. 교회에 문제가 발생하면 한경직 목사는 "내가 잘못해서 일어난 일이고, 내가 부덕해서 생겨난 일이므로 집사님이 참아주시고, 장로님이 참아주십시오. 권사님도 이해해주십시오." 싸움은 어느 한 쪽을 너무 억압하거나 양쪽이 다 이기려고 할 때 스파크가 튀듯이 발생하는 것이지 한쪽이 잘못했다고 양보할 때는 발생하지 않는다. 목사와 부딪쳐 말싸움이라도 한번 해볼까 하다가도 그쪽에서 먼저 잘못했다고 하는 데는 이쪽에서도 화해를 하지 않을 수 없다.

영락교회가 부흥한 것은 카리스마적인 리더십이 아니고 사랑과 온유의 리더십으로 성장했다는 것을 그때야 알게 되었다.

한경직 목사를 성자에 가까운 사람으로 칭호를 붙인 것도 이런 면이 있었기 때문이라는 것을 필자 나름대로 생각해본 적이 있다.

온유한 마음을 가질 때 내 몸에 있는 세포가 먼저 온유해진다. 온유한 세포 앞에는 그렇게 당당한 암세포도 대항하지 못하고 언제나 기세가 꺾이게 된다. 그래서 회개하거나 마음을 비우고 나니 병이 없어졌다고 하는 것도 이 때문이다.

온유한 세포는 독소를 만들어 내지 못한다. 그렇다 보니 항상 피가 맑다. 피가 맑으면 정신도 올바르게 되고, 올바른 정신을 갖고 일을 하면 일이 형통하게 잘 풀린다. 성격이 온유하면 건강은 부수적으로 얻어지는 보너스에 불과하다.

6. 모세의 가정

잠언 17:1
"마른 떡 한 조각만 있고도 화목하는 것이 제육이 집에 가득하고도 다투는 것보다 나으니라"

　10년 전만 해도 가정집이나 대중음식점에는 '가화만사성(家和萬事成)'이라는 액자가 걸려 있는 것을 쉽게 볼 수 있었는데 어느 사이에 없어졌다. "가정이 화목하면 모든 일이 잘 이루어진다."는 뜻인데 가정이 원만하지 않고서는 무엇이든 뜻대로 되는 일들이 없다.
　모든 일은 가정에서 시작된다. 시작이 좋을 때 결과도 좋아지지만, 출발점인 가정이 원만하지 않고서는 모든 일이 잘될 수 없고, 온전한 건강도 얻을 수 없다. 가정이 온전하지 못하면 정신적으로도 온전할 수 없다. 그러나 아무리 어렵고 힘든 일이 있어도 정신만 건강하면 어떠한 난관도 이겨낼 수 있다.
　모세가 최강국인 애굽 궁전에서 공주의 아들로 있다가 하루아침에 도망자가 되어 미디안 광야에서 목동이 되었을 때 그에게는 불만도 있을 수 있었고, 신세 한탄도 있었겠지만 정신적으로 건강하다 보니 모든 것을 이겨낼 수 있었고, 가정도 원만할 수 있었다. 이것도 한 가정이 아니라 두 가정이었고, 게다가 처가살이라는 신세였지만 행복한 가정이었다.
　모세의 조상 야곱은 외삼촌 집에서 20년간 생활을 하였지만,

7년은 머슴같이 얽혀사는 생활이었고, 가정을 이루어서 생활한 것은 불과 13년밖에 되지 않았다. 그 이상은 생활할 수 없을 정도로 성격상 문제도 있었지만 서로 속이고 속는 살벌한 싸움터와 같은 삶이었다. 거기에 재산문제 등으로 갈등은 쉴 날이 없었다. 그렇다 보니 모세가 애굽에서 도망갔듯이 야곱도 처가에서 가족들을 데리고 몰래 도망가는 도망자가 되어 떠나 왔다.

장인 라반은 3일 뒤에야 이 사실을 알았고, 7일 동안 추적하여 가나안으로 가는 길르앗 산에서 야곱을 만났다. 장인에게 인사도 없이 딸과 많은 재산을 "칼에 사로잡힌 자 같이 끌고 갔으니(창세기 31:26)" 야곱을 만나면 죽이고 싶을 정도로 살의가 있었지만, 하나님이 꿈에 나타나 "너는 삼가 야곱에게 선악간에 말하지 말라(창세기 31:29)"는 충고가 있었기 때문에 살인하는 비극은 없었다.

야곱은 하란에서 출발할 때 기쁨이 있거나 화목한 출발이 아니라, 반목과 갈등의 출발이었기 때문에 이것이 불행의 씨앗이 되었다. 야곱의 귀여운 딸 디나가 그 지역 추장인 세겜에게 강간을 당했다. 여기에서 끝나는 것이 아니고, 야곱의 아들들이 너희가 할례를 받으면 너희와 한 민족이 되겠다는 거짓 약정을 하고 장정들에게 할례를 하게 한 3일 후 고통이 제일 심할 때 야곱의 아들들은 칼을 들고 쳐들어가 세겜과 그의 아버지 하몰과 성의 모든 남자를 다 죽이는 살인극을 벌였다.

야곱이 가나안을 떠나 애굽의 바로 앞에 섰을 때 바로는 야곱의 나이를 물었다. 그때 야곱은 "내 나그네 길의 세월이 백삼십 년이니이다……. 험악한 세월을 보내었나이다(창세기 47:9)."하고 자신의 과거를 회상하면서 고백하였다.

야곱과 그의 장인과의 관계는 반목과 갈등이 공존하는 생활이었으므로 항상 불행의 씨앗이 잠재해 있었다. 그러나 모세는 장인 이드로의 집에 얹혀사는 데릴사위였지만 늘 행복했다. 모세가 혈기 왕성하던 때 애국심의 발동으로 살인까지 하였지만, 그래도 성품이 온유하였기 때문에 처가살이하면서도 장인과는 화목했다.

모세는 장인보다 배운 것이 많았지만 모든 일을 장인과 상의했고, 장인의 말에 잘 순종했다. 자식들은 부모들보다 더 많이 배우고, 더 똑똑하다고 여긴 탓인지 부모와 상의 없이 독단적으로 하는 일들이 많다. 그렇게 시작한 일이 옳은 것 같이 보여도 거기에는 화목이라는 매개체가 없기 때문에 시작은 좋아 보여도 결과는 좋지 않을 수 있다.

야곱은 장인 집을 떠날 때 야반도주했지만, 모세는 애굽에 들어갈 때도 장인인 이드로의 허가를 받고 떠났다. 자식이 부모의 허가를 받고 하는 일과 그렇지 않고 임의대로 하는 일에는 많은 차이가 있다. 허가를 받고 할 때는 자식이 잘되기를 바라는 든든한 기도의 후원자를 얻지만, 그렇지 않고 시작할 때는 기도의 후원자를 잃게 된다. 이것은 보이지 않는 든든한 지원자의 후원을 자신도 모르게 거절하는 것이고, 지혜의 조언자를 잃는 것이다.

광야 길에서 많은 사람들이 시시콜콜한 모든 일까지 모세에게 찾아와서 해결을 받으려고 하다 보니 모세 앞에는 언제나 끝이 보이지 않을 정도로 많은 사람들이 서 있었다. 이것을 보게 된 장인은 "자네가 하는 일이 옳지 못하네. 그렇게 하면 자네와 백성이 쉽게 지쳐버리고 말 걸세. 이제는 내 말을 듣게. 자네는 백성들 가운데 하나님을 두려워하고 진실하며 불의한 이익을 미워하는 유능한 인재를 뽑아 1,000명, 100명, 50명, 10명씩 각각 담당하게 하여 언제나 그들이 백성들을 관리할 수 있도록 하게. 그들이 처리할 수 있는 문제는 그들 스스로 처리하게 하고 그들이 해결할 수 없는 어려운 문제는 자네에게 가져오게 하여 자네가 직접 재판해주게. 이처럼 그들이 자네와 짐을 나누어지게 되면 자네 일이 더욱 쉬워질 걸세"(출애굽기 18:21~22)

모세가 장인의 말을 듣지 않았다면 모세는 얼마 못 가서 지쳐 일어나지 못했을 것이다. 장인이 사위에게 조언을 해주었던 것도 평소 사이가 좋았고, 자기 말이면 들어줄 것으로 여겼기 때문에 했던 것이다.

모세는 갈등 갖기 쉬운 장인과 40년간 같이 생활할 수 있었던 것은 모세의 온유한 성품 때문이다. 행복의 시작은 언제나 온유한 가정에서부터 시작된다.

7. 가족적 분위기

출애굽기 2:16
"미디안 제사장에게 일곱 딸이 있었더니 그들이 와서 물을 길어 구유에 채우고 그들의 아버지의 양 떼에게 먹이려 하는데"

 아들만 있는 집보다 딸만 있는 집이 오히려 분위기가 더 좋은 것은 여자들에게는 섬세한 면이 있어 어떻게 하면 집안을 더 아름답게 만들고, 가정의 분위기를 더 좋게 할 수 있을까? 하고 남자들이 미처 생각하지 못하였던 것까지 알아서 잘하기 때문이다.
 딸을 많이 가진 집에서는 재미가 있으면서도 정신이 소란하다는 말들을 한다. 한 사람이 거울을 하루에 몇 번씩 보다 보니 이제는 거울이 구멍 날 정도라고 하고, 아침에 가족들이 동시에 학교나 직장에 나갈 때면 그 집은 마치 전쟁을 치르는 것과 같다고 한다.
 유목민의 생활은 외출할 때 거울을 보거나 화장하는 일도 없고 도시락을 챙겨줄 필요도 없다보니 아침에 전쟁 같은 혼잡함은 일어나지 않는다. 야곱은 네 명의 아내 중에서 라헬과 그에게서 난 요셉을 더 사랑하다 보니 형제들 간의 우애를 끊게 하였지만, 제사장 이드로의 가정은 자식을 편애하는 일은 있을 수 없는 집이었다.
 한집안에서 24시간 내내 복닥거리면서 살면 늘 분쟁이 있을 수 있고, 재미있는 것보다 없는 것이 더 많을 수 있다. 하지만, 이드로의 집은 각자 분담제로 일을 했기 때문에 햇살이 비춰오면 바깥에 나가 각자 일들을 하다가 석양의 노을이 대지를 붉게 물들이면 집으로 돌아와 모여서 '오늘은 늘 느림보라고 부르던 양이 어찌나 잘 가서 따라가기 어려웠다.' 는 이야기, '산등성이 넘어 들판에는 풀이 아주 잘 자라있어 오늘 양들은 포식했다.' 는 이야기 등 양들과 하루 있었던 일들을 나누면서 먹는 저녁식사는 꿀보다 더 달콤한 시간이었다.

이때 한마디씩 하는 이드로의 지혜로운 말은 가족 화목의 촉진제가 되었고, 모세는 이런 화목한 가정에서 생활하는 것이 애굽의 궁궐보다 오히려 행복한 생활이라고 자신에게 고백했을 만하다.

하나님은 사랑의 하나님이고, 화평의 하나님이기 때문에 가정적으로 화목할 때 그 가정의 사람을 선택해서 사용해도, 지지고 볶는 분쟁의 가정을 들어 역사 하지는 않는다.

분쟁이나 시기는 그럴만한 상대가 있을 때 발생하는 것인데, 그럴 사람도 없는 광야생활이 모세에게는 늘 잔잔한 호수와도 같은 편안한 마음이었다. 그러한 마음을 보신 하나님께서는 떨기나무 불꽃 가운데서 그에게 나타나 선택하신 것이다.

사람은 육체적으로 건강해야 한다. 아무리 돈이 많고 권력과 명예가 있어도 가정에 우환이 있으면 외적으로는 행복해 보여도 집안에 들어가는 것이 때로는 반지옥일 수 있다. 외적인 행복도 가정이 행복할 때 오래 지속될 수 있는 것이고, 근심이나 걱정의 커튼이 집안에 쳐져있으면 남이 부러워하는 모습도 오래가지 못하고 일시적이다.

모세의 가정은 안에서 보는 것이나 바깥에서 보는 것이나 안과 겉이 언제나 동일하였다. 그렇다 보니 히브리인을 가나안까지 인도하는 지도자로 선택받았다. 그것도 10년이나 20년도 아닌 40년이라는 긴 기간을……. 80세에 선택받은 자가 40년이나 지도자가 될 수 있었던 것은 미디안 광야에서 행복한 가정을 이룬 요인이 지도자 자질의 원동력이 되었던 것이다.

8. 모세와 변비

근래에 와서 젊은 여성들에게 특히 많아진 것이 변비이다. 모세에게도 변비가 있었을까? 하고 묻는다면 이것은 질문 중에서도 가장 어리석은 질문이 된다.

변비 있는 사람은 장수할 수 없다. 모세와 같이 1차 식품 위주의 식생활을 하고, 매일 10㎞ 이상 걷는 사람에게는 변비라는 말 그 자체를 이해할 수 없는 용어이다.

모세의 처가식구들은 말할 것도 없고, 마을 전체를 두고도 변비로 고생하는 사람은 없다.

변비가 있으면 비만도 있을 만하다. 변비와 비만이 결부되는 것은 변비를 유발할 수 있는 음식물은 또한 살을 찌게 할 수 있은 음식이기 때문이다. 변비는 섬유질을 먹지 않는 데서 발생한다. 섬유질이 들어가면 장을 움직이게 하기 때문에 변이 부드럽게 술술 내려가게 되고, 대장에 와서도 정체하지 않고 쉽게 나온다. 그러나 장이 움직여 주지 않는 상태에서는 변비가 생긴다.

섬유질 1일 권장섭취량은 20~30g인데 필자의 경험에 의하면 섬유질을 하루 15g이상만 섭취해도 변비는 생기지 않는다.

식품별 섬유질 함량(100g당)

식 품 명	섬유질 함량(g)	식 품 명	섬유질 함량(g)
쇠고기	0	마른 김	1.7
흰밀가루	0.2	마른미역	2.4
백 미	0.3	현 미	2.7
시금치	0.8	마른파래	4.6
고구마	0.9	화분(꽃가루)	4.9
무 청	1.0	통밀밀가루	5.9
부 추	1.1	무말랭이	7.8
고구마줄기	1.5	목이버섯(마른것)	8.3
고추 잎	1.5	곰취(마른것)	9.6

[자료: 식품성분표(농촌진흥청 농촌자원개발연구소, 2006)]

물을 마시지 않는 데도 원인은 있다. 물을 마셔도 식사 후 마시는 것은 좋지 않고, 식사 후 2~3시간 지나서 마시는 것이 좋다. 음식을 먹은 뒤 물을 마시지 않아도 펩신과 염산의 효소가 나와 음식물을 죽같이 만들면서 그 속에 수분은 90~95%를 차지한다. 대장에 가서는 수분이 70%로 줄어들지만 수분을 하루 2ℓ 이상씩 공급해주면 변이 내려가는데 유연해진다. 섬유질을 좀 적게 먹어도 수분의 공급이 잘 이루어지면 변비는 덜 생긴다.

장을 많이 움직여주는 운동만 있어도 소장과 대장에서 내려가지 않으려고 쉬고 있던 음식물도 서서히 내려가게끔 한다. 대자연을 놀이터요 앞마당으로 여기고 뛰어다니는 야생동물에게는 변비가 없다. 그러나 그 짐승을 울타리 안에 가두어두고 키우면 야생동물도 변비가 생긴다.

섬유질이 많은 끝질째 음식을 먹고, 걷거나 일을 하면 땀을 흘리게 되고 그러면 갈증을 느낀다. 이때 물을 마셔주면 가슴만 시원하게 만들어주는 것이 아니고, 장까지 시원하게 만든다. 거기에 장을 흔들어주는 운동이 있으면 변비는 평생 느끼지 못하고 살게 된다.

섬유질은 장에 들어가면 팽창한다. 이때 들어온 당이나 단백질을 흡착하여 장에서 오래 지체하지 않고 내보내기 때문에 콜레스테롤 수치도 낮출 뿐 아니라 혈당치도 내리는 작용을 한다.

섬유질은 장에서 정체시간이 짧은 만큼 대변의 양도 많아진다. 때로 물에 뜨는 변은 섬유질이 많은 굵은 변 가운데 간혹 볼 수 있다. 이런 변을 보는 데는 5분도 소요되지 않는다.

식사 유형별 변의 장(腸) 내 통과 시간과 양

식사 유형	국가	음식물의 장 내 통과 시간(시간)	대변 양(g/day)
정제된 식사	영국	79.8	107
정제+섬유질혼합	영국	41.7	200
정제+섬유질혼합	우간다	47.0	185
섬유질이 풍부한 전곡류	우간다	35.7	470

Burkitt Lancet, 1972

 현재 젊은이들이 변비가 많아진 것은 피자, 햄버거, 떡볶이 등을 선호하고, 물을 마셔도 생수가 아닌 탄산음료를 마시고, 가까운 거리도 걷기보다 차를 이용하기 때문이다. 빨래를 해도 손세탁하면 장을 많이 움직여주는데 세탁기가 대신 해주다 보니 장은 편할 대로 편해져서 잘 움직여주지 않는다. 그렇다 보니 내려가는 음식물의 찌꺼기도 짜증스럽게 내려가 머리끝에서 발끝까지 몸 전체를 항상 무겁게 만든다.

 병이 오는 것은 언제나 몸이 먼저 무거워지는 데서 출발하고, 변비 역시 몸을 무겁게 하므로 병의 출발도 변비에서 시작된다. 현미식을 하는 것이 변비에 도움이 되는 것은 조효제인 비타민B_1과 섬유질 때문이다. 백미에는 100당 0.3g 들어 있는 섬유질이 현미에는 2.7g이 들어 있고, 화분에는 섬유질이 4.9g 들어 있다. 화분의 비타민B군은 벌꿀보다 약 49~378배나 더 많다고 한다. 그래서 화분이 변비에 좋은 것도 이 때문이다.

 이것도 저것도 하기 싫은 사람은 결명자 20g을 진하게 끓여서 하루 2~3번씩 마셔도 변비에 많은 도움이 된다.

9. 모세의 운동

출애굽기 2:11~12
"모세가 장성한 후에 한번은 자기 형제들에게 나가서 그들이 고되게 노동하는 것을 보더니 어떤 애굽 사람이 한 히브리 사람 곧 자기 형제를 치는 것을 본지라 좌우를 살펴 사람이 없음을 보고 그 애굽 사람을 쳐죽여 모래 속에 감추니라"

1) 모세는 무술 습득자

　모세가 애굽 사람을 힘들이지 않고 쉽게 죽일 수 있었던 것은 평소 무술이나 운동을 했기 때문에 가능했던 일이다. 그 당시 애굽은 강대국이었다. 강대국일수록 군사력을 강화하다 보면 궁전에 있는 왕자도 무술연마에 예외일 수는 없었다. 왕자나 상류층 귀족의 자제들은 말 타기, 활쏘기, 창던지기, 검술 등을 익혔고, 상대를 단숨에 제압하거나 급소를 쳐서 죽이는 법 등 다양한 무술을 배웠다.

　그러나 이렇게 연마한 무예를 미디안 광야생활에서 실천하기는 어려웠다. 직접 생활과 직결되거나 아니면 배우려는 사람들이 모여들면 수시로 단련하는 것이 가능하였겠지만 그렇지 않은 상태에서 혼자서 연습한다는 것은 어렵다. 인간은 언제나 환경에 적응하면서 살기 때문이다.

운동별 칼로리 소모량 (kcal/10분당)

운동의 종류	체중 50kg 기준	체중 70kg 기준
요가	21	29
산책	22	30
볼링	25	35
자전거 타기	31	43
골프	34	48
팔굽혀펴기	35	49
에어로빅	42	59
계단오르내리기	48	68
테니스, 배드민턴, 배구	59	82
윗몸일으키기	72	101
줄넘기	75	104
느린조깅	79	110
수영(자유형)	145	204

[출처: 체육과학연구원]

경북 상주시 청리면에서 농촌목회를 잘하고 계시는 노회운 목사(마공교회)께서는 "농촌에 들어와서 농민들과 같은 생활을 하면서 7년간 농촌목회를 하다 보니 신학대학에서 배운 신학용어를 사용할 기회가 없어서 자연히 잊어버리게 되었다."고 했다.

2) 무원칙이 때로는 좋은 운동

모세가 애굽에서 터득하였던 무예나 운동을 미디안 광야생활에서는 하지 않았을 것이다. 운동 중에는 무원칙 운동이 오히려 제일 좋은 운동일 수 있다. 운동은 몸을 움직여 이완된 근육을 풀어주고, 혈액순환을 잘 시켜 체내 독소를 없애기 위한 방법이다. 여기에는 규칙도 있지만 몸을 움직여주는 그 자체가 운동이고, 자신의 편리에 따라 해주면 된다.

시골에 있을 때 개를 키워본 적이 있다. 오랜만에 집에 돌아오면 개는 대우 좋아서 이리 뛰고 저리 뛰기도 하고, 마당을 몇 바퀴 돌고 와서 다시 뛰어오르기도 했다. 개에게는 이것이 운동이지만 원칙을 갖고 하는 것은 아니다.

수탉이 울 때는 목을 쭉 빼고 운다. 그렇게 해야 소리가 더 잘 나온다면 닭에게는 그것이 원칙이 될 수도 있다. 참새나 제비가 아침에 전깃줄이나 나무 위에 앉아서 날개 밑으로 머리를 넣었다 뺐다 하는 것도 새에게는 운동이다.

모세는 지팡이 하나를 들고 양 뒤를 따라가거나 앞서가기도 했다. 양들이 이동할 때에만 걷게 되고, 양들이 풀을 뜯어 먹고 있을 때는 옆에서 지켜보기만 하면 된다. 그러다 지루할 때면 '오늘 지팡이를 던지면 얼마나 멀리 갈까' 하고 멀리 던져보기도 했을 것이다. 지난번보다 더 멀리 가면 한결 기분이 좋을 수도 있었다. 이것도 주위에 사람들이 있으면 어린 목동들이나 하는 것이 되어 하지 못한다. 그러나 보는 사람이 없을 때는 40세 넘는 모세도 할 수 있는 일이다.

지팡이를 들고 다니다 보면 한 손으로 지팡이를 흔들어 보기도 하고, 지팡이를 등 뒤로 하고 양손으로 잡고 허리를 앞으로 굽히기도 하고, 뒤로 젖히기도 했을 것이다. 근육이 뭉쳐 혈액순환이 덜 된다고 여겨졌을 때 어떤 방법이든 그것을 풀어주는 것이 제일 좋은 운동방법이다.

  필자도 운동이 부족하다는 것을 느끼다 보니 때로는 나무로 된 망치를 들고 어깨, 장딴지 등 몇 곳을 두드려주면 쉽게 풀린다. 이것을 두드리는 데 어떤 규칙이 있는 것이 아니고, 필요할 때마다 해주는 것이다.

3) 걷는 것이 제일 좋은 운동

  운동 중에는 걷기 운동이 제일 좋은 운동이다. 천천히 걸으면 1시간에 240kcal를 소모시키는데 1시간 이상 걸어야 밥 한 공기 분량인 300kcal를 소모할 수 있다. 이것을 계속 꾸준히 하면 혈관에 쌓인 나쁜 콜레스테롤을 줄여 주므로 당뇨나 고혈압, 암까지도 예방하여주고, 뼈와 근육을 단련시켜 주므로 30대에서도 발생하는 골다공증도 예방하여준다. 이런 것도 현미식과 함께 해 줄 때가 더 효과적이다.

  인천 부평구에서는 지역민의 건강을 위해 '걷기 1·3·5운동'을 벌이고 있다. 그 내용은 '버스 1 정거장 거리는 차를 타지 않고 걸으며, 하루 3km 정도는 항상 걷고, 건물 5층 이하는 엘리베이터를 타지 않고 걸어서 올라간다.'는 것이다. 이 정도의 규칙은 무리한 것이 아니므로 누구나 마음만 먹으면 쉽게 할 수 있는 운동이다. 이 운동이 전국적으로 확산된다면 청소년 비만은 많이 줄어들 것으로 여겨진다.

4) 걸으면 머리가 맑아진다.

　도시에서 걸을 때는 잘 못 느껴도 시골 산길을 걸으면 머리가 맑아지는 것을 쉽게 느낄 수 있다. 굳어져 있던 근육이 풀리면서 혈액순환이 잘 되고, 심호흡을 하면 나무에서 나오는 피톤치드(phytoncide), 테르펜(terpene), 음이온 등이 몸속으로 들어와 머릿속을 시원하게 하고, 스트레스 해소와 심폐 기능 강화에 도움을 주기 때문이다. 가벼운 우울증이나 머리 아픈 것은 삼림 속에서 몇 개월 걷는 생활을 하면 쉽게 없어진다.

　프랑스의 사상가 장 자크 루소(Jean-Jacques Rousseau, 1712~1778)는 "나는 걸을 때만 명상에 잠기고 걸음을 멈추면 생각도 멈춘다."고 했다. 걸을 때 영감을 얻었다는 것이 된다.

　모세가 생활한 미디안 광야는 삼림은 없었지만, 홍해와 산악지대에서 불어오는 시원한 바람을 맞으며 걸을 때나 혹은 쉴 때 많은 영감을 얻었을 것으로 여겨진다.

10. 모세는 등산가

　한 민족이 끝이 보이지 않게 대이동 하는 광경은 장관이기도 하지만 이스라엘 민족이 홍해를 무사히 건너왔다는 것만으로도 가나안 주위에 있는 아말렉 민족에게는 공포의 대상이 될 수 있었다.

　이스라엘 민족이 대열을 갖추기 전 공격할 수 있는 가장 좋은 지점과 시기를 선택했을 때 그 장소는 시나이광야에 못 미쳐 있는 르비딤이었다. 이곳은 물이 없는 곳이다. 태양 열기 속에 마실 물마저 없다면 전쟁하기 전 이미 사기를 잃고 패할 수밖에 없는 곳이다. 하지만, 하나님은 모세를 통해 물을 해결해주었다.

아말렉 민족은 이스라엘 민족이 계속되는 광야생활로 지쳐있을 때를 가장 좋은 기회로 보고 공격해왔다. 모세는 여호수아에게 동원령을 내리고 "나가서 아말렉과 싸우라 내일 내가 하나님의 지팡이를 손에 잡고 산꼭대기에 서리라(출애굽기 17:9)"고 명령을 내렸다.

이 전쟁은 가나안으로 들어가는 첫 전쟁이었으므로 하나님의 능력으로 이기게 하여 달라고 기도하면서 전쟁의 형세를 살필 수 있는 곳은 산꼭대기가 가장 적절하였다. 그래서 그들이 그곳을 선택하였던 것으로 여긴다.

"모세가 손을 들면 이스라엘이 이기고 손을 내리면 아말렉이 이기더니 모세의 팔이 피곤하매 그들이 돌을 가져다가 모세의 아래에 놓아 그가 그 위에 앉게 하고 아론과 훌이 한 사람은 이쪽에서, 한 사람은 저쪽에서 모세의 손을 붙들어 올렸더니 그 손이 해가 지도록 내려오지 아니한지라. 여호수아가 칼날로 아말렉과 그 백성을 쳐서 무찌르니라(출애굽기 17:11~13)"

이것을 보면 한 나라의 지도자가 되려면 강건한 체력의 소유자가 되어야 한다는 것은 재론의 여지가 없다.

80세 넘는 지도자가 산꼭대기에 오르기도 쉽지 않은데 게다가 지팡이를 쥐고 손을 드는 것은 더욱 쉽지 않다. 니시자연의학(西自然醫學)에 양 손바닥을 붙여서 눈썹 위로 손목이 올라가도록 높여서 40분간을 바라는 소원을 생각하면서 시행하면 손에 기가 모여 그 손으로 아픈 부위에 얹으면 병이 낫는다고 했다. 그 책을 읽고 실행해본 사람이 얼마나 있을까 하는 생각이 들었다. 그렇게 하는 것 20분도 어려운데 온종일 손을 드는 것은 정말 쉽지 않다.

 모세의 손이 내려오면 지는 광경이 목격되기 때문에 옆에서 보좌하던 아론과 훌은 모세의 손이 내려오지 않도록 각자 한 손씩 붙들어 올리고 있었다.

 모세가 서 있으면 모세도 힘이 들고 손을 드는 사람도 힘이 들기 때문에 돌을 가져다가 모세를 그 위에 앉히고 힘이 좀 덜 들게 해서 손을 들어주었지만 이것도 몇 시간이 아니고 해가 질 때까지 했으니 이 세 사람의 합한 힘과 간절한 기도로 결국 아말렉과의 싸움에서 승리를 거두었다.

 이 전쟁의 승리는 배후에서 역사 하신 하나님의 능력이 나타난 것이지만 거기에는 건강, 단결, 합심의 기도가 이루어낸 승리의 합작품이라고도 할 수 있다.

 대선에 도전하는 사람이나 당선된 사람들이 종종 등산하는 모습을 매스컴을 통해 볼 수 있다. 건강을 은근히 자랑하는 모습이기도 하지만 큰돈 들지 않고 핵심 당원들이 힘을 합치는 데는 그 이상 더 좋은 방법은 없다. 옆에서 들려오는 가쁜 숨소리는 서로를 아끼고 동지애로써 끌어당겨 하나로 뭉치는 힘을 갖게 한다.

  그들이 하나님을 믿지 않으면서 모세의 건강법과 리더십을 잘 이용하고 있다는 생각이 들기도 한다.

  모세는 아말렉과의 전쟁 때만 산을 오른 것이 아니라 하나님의 언약과 십계명을 받기까지 네 번이나 시내산을 올랐다(출애굽기 19:3, 19:20, 24:15, 34:4). 모세가 올랐던 시내산은 우리나라 산의 형세와 달리 나무가 거의 없는 화강암으로 이루어진 험준한 산이다. 시내산은 해발 2,285m로 한라산(1,950m)보다 335m나 더 높은 산이다. 이렇게 높은 산을 여러 번 올랐다는 것은 모세의 체력이 건강하였다는 것을 의미한다. 출애굽을 통해 오랜 기간 광야를 행군한 것이 오히려 하체를 튼튼히 만들어 주었고, 하나님이 주신 만나와 메추라기만으로도 충분한 영양 공급이 이뤄졌던 것이다.

  공휴일에 부산 근교에 있는 금정산에 올라가 보면 사람으로 인산인해를 이루고 있다. 금정산은 부산 사람들에게 금정산 대신 건강산이라는 이름으로 달리 불려야 할 것 같다. 그만큼 부산 사람들에게 많은 도움을 주고 있다.

  산을 내려오는 것보다는 올라가는 것이 더 힘이 들며, 여러 관절에서 가벼운 통증이 있고, 아침에 일어났을 때 손이 뻣뻣하고, 몸이 몹시 피곤하면 류마티스 관절염 증세로 볼 수 있다. 반면에 몸이 좀 비대하여 올라가는 것보다 내려오는 것이 힘이 더 들면 퇴행성 관절염으로 여길 수 있다.

  비만인 사람이 등산을 일주일에 2~3일씩 꾸준히 하면 살이

빠지지 말라고 해도 빠진다. 살이 빠진다는 것은 공급해주는 열량보다 소모하는 열량이 더 많기 때문이다.

관절에 운동량만 높여주고 뼈에 필요한 칼슘의 공급량이 적으면 수입보다 지출이 많아져 관절에는 칼슘과 미네랄의 부족 현상이 일어난다. 그것이 퇴행성 관절염을 유발한다.

성인의 몸에는 2%의 칼슘이 함유되어 있고, 그 칼슘의 99%가 뼈와 치아에 함유되어 있다. 뼈에 칼슘이 필요하다 해서 칼슘제를 먹는 것도 좋지만, 칼슘 외에 다양한 성분이 들어 있는 식품이 더욱 좋다. 멸치는 칼슘의 덩어리이지만 칼슘 외에 단백질, 지질 등 다양한 성분이 들어 있고 미역, 다시마에는 칼슘도 많지만 칼륨, 마그네슘 등 수십 가지의 미네랄을 함유하고 있다.

평소 통밀을 그대로 빻아서 먹는 사람은 별도의 칼슘 공급이 없어도 뼈가 나빠지지 않는다.

하체가 건강한 사람은 약알칼리성 체질이고, 피도 맑다 보니 스태미나도 강하다. 그러나 산성체질인 사람은 조금만 걸어도 제일 먼저 느끼는 것이 하체의 피곤이다. 하체가 건강한 사람은 건강 점수 100점을 주어도 괜찮지만 그렇게 주면 옆에서 시기할 사람이 있을 것 같아 필자 임의대로 95점을 매겼다. 여기에 대해서 이론을 제기할 사람은 없을 것으로 본다.

등산하는 사람들은 미네랄의 소모량만큼 늘 공급하여 주면 건강한 관절, 건강한 다리를 유지할 수 있다.

모세의 등산을 쓴다는 것이 너무 빗나간 글이 되고 말았다.

2 축복받은 토양

1. 씨 맺는 열매

창세기 1:29
"하나님이 이르시되 내가 온 지면의 씨 맺는 모든 채소와 씨 가진 열매 맺는 모든 나무를 너희에게 주노니 너희의 먹을거리가 되리라"

  기계에 고장이 났을 때 제일 잘 고치는 사람은 그 기계를 만든 사람이고, 그 책에 대해서 제일 잘 아는 사람은 그 책을 저술한 사람이다.
  창세기, 출애굽기, 레위기, 민수기, 신명기를 모세5경(五經)이라고 하는 것은 모세가 저술했다는 뜻이다. 그렇다면, 성경 5경에 나와 있는 건강법에 대해 제일 박식한 사람은 모세이다. 그 모세가 매일 약으로 생활하고, 비실비실한 허약체질이었다면 그 건강법이 완전 건강법이라고는 할 수 없다.

신명기 34:7
"모세가 죽을 때 나이 백이십 세였으나 그의 눈이 흐리지 아니하였고 기력이 쇠하지 아니하였더라"

이 말을 현실적으로 쉽게 풀이하면 '모세는 죽을 때 나이가 120세였지만, 그는 안경 없이 신문을 볼 수 있었고, 지팡이 없이도 몇 십리는 거뜬히 걸을 수 있었다.' 는 뜻이다. 이것이 인간이 추구하는 건강의 표본이고, 모세가 바로 건강인의 표본 제1번이었다.

사람이 도세보다 더 오래 살아도 병과 신음하면서 사는 삶이면 아무 가치가 없고 오히려 본인이나 가족들에게는 고통일 수 있다. 사람은 오래 사는 것이 중요한 것이 아니고 평균수명보다 조금 넘게 살면서 아주 건강하고 질적으로 어떠한 삶을 사느냐 하는 것이 더욱 중요하다.

모세가 그렇게 건강하게 살 수 있었던 것은 성경에 나와 있는 건강법을 100% 다 지켰다고 말하기는 어렵지만, 그래도 근접한 생활은 했기 때문이다. 성경에서 가장 건강한 삶을 누린 사람이 모세이므로 우리는 모세의 건강법을 알고 배울 필요가 있다.

하나님이 태초에 인간에게 명한 것 가운데 하나가 씨 맺는 모든 채소와 씨 가진 열매가 우리의 먹을거리가 되리라 하신 것이다.

　식물이나 곡류 중에 제일 좋은 영양소가 들어 있는 부위는 뿌리나 줄기가 아니라, 식물의 생식세포인 꽃수술과 열매의 껍질이다. 생명물질의 영양소인 비타민, 미네랄, 효소, 섬유질 등은 모두 꽃수술과 껍질에 들어 있다. 이것을 버리고 먹는 것은 죽은 영양소를 먹는 것이 되므로 '나를 빨리 질병으로 죽게 해주십시오.' 하고 주문을 외우면서 살아가는 것과 같다.

　우리의 주 곡류는 쌀이다. 쌀에서 속껍질에 붙어 있는 겨(糠)와 씨눈인 배아(胚芽)가 차지하는 비율은 8%에 불과하지만, 여기에 들어 있는 미량영양소는 백미보다 2~3배를 더 갖고 있다. 옛날부터 백미를 영양소가 거의 없는 쌀로 여겼다는 것은 한자에서도 잘 나타나 있다. '쌀 미(米)' 자와 '흰 백(白)' 자를 합하면 찌꺼기를 뜻하는 '지게미(찌꺼기) 박(粕)'이란 한자가 된다. 즉 쌀(米)의 흰 속살(白)까지 나오게 벗겨 낸 백미는 영양소가 없는 찌꺼기와 같다는 뜻으로 풀이될 수 있다. 그러나 쌀겨를 뜻하는 '겨 강(糠)'은 '쌀 미(米)'에 '편안할 강(康)'을 붙여서 쓴다. 이는 쌀겨가 있는 현미는 몸을 편안케 하고 튼튼하게 한다는 뜻이 있다. 현미와 백미의 영양 차이를 형성문자로 나타낸 옛 선조들은 현재 우리보다 더 현명했다는 생각이 든다.

　에덴동산의 선악과는 하나님이 먹지 말라고 한 과실이었지만, 지금의 선악과는 껍질을 알뜰하게 벗겨놓은 흰쌀, 흰밀가루, 흰설탕 등이다. 선악과를 따먹고부터 죄를 통해 사망에 이르게 되었지만, 지금의 선악과는 질병을 통해 고통을 겪게 한 후 사망에 이르게 하는 것이다.

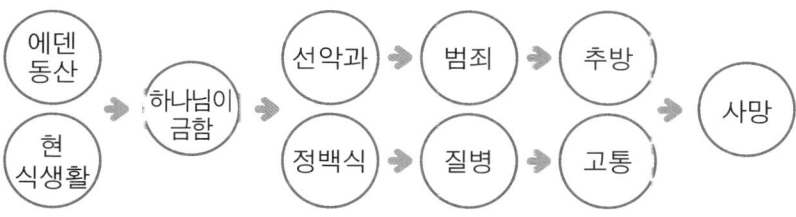

요한3서 1:2
"사랑하는 자여 네 영혼이 잘됨 같이 네가 범사에 잘되고 강건하기를 내가 간구하노라"

하나님은 우리가 질병으로 고통을 겪으며 신음하는 것을 원치 않으시고 강건하기를 원하고 있다. 그러나 현실은 그렇지 못하다. 사망자 4명 가운데 1명이 암으로 죽고 있지만, 이 수치도 증가하여 3명 가운데 1명이 암으로 죽는다는 통계도 곧 나올 것으로 여긴다.

당뇨학회의 한 임원은 6·25전쟁 때 태어난 연령층이 지금 당뇨가 많은 것은 그때 제대로 먹지 못한 시기에 태어난 것이 당뇨병을 유발시켰다고 했다. 이런 이론이 나오는 한 당뇨병이나 암은 줄지 않고 계속 증가할 수밖에 없다. 그렇다 보니 당뇨 전문의가 당뇨로 고생하고 있고, 암 전문의가 암으로 죽는 것은 모두 잘못된 이론 때문이다.

주원인은 씨 맺을 열매의 씨앗은 먹지 않는 데 있다. 현미에는 3일간 물을 주면 싹이 나오지만, 백미는 물을 주면 오히려 썩고 만다. 그 쌀을 최고의 쌀로 여기고 먹고 있으니 병이 안 생길 수가 없다. 그런 쌀을 10년, 20년 먹고서도 병이 없다면 도리어 이상하다는 생각이 든다.

우리나라는 전체 인구의 8%인 300만 명 정도가 당뇨환자로 추정되고 있고, 당뇨병 초기환자나 당뇨 전(前) 단계에 있는 잠재 환자까지 합하면 500만 명에 이를 것으로 예상된다. 젖먹이 아기까지 포함해서 10명 가운데 1명이 당뇨병 환자라는 뜻이다. 60세 이상이면 4명 가운데 1명이 당뇨로 고생하고 있다.

선악과는 에덴동산에 있었지만, 지금도 하나님이 먹지 말라고 한 선악과는 존재하고 있다. 지금의 선악과는 창조의 섭리를 망각하고 껍질을 알뜰히 버린 정백식(精白食)이다. 이 음식을 계속 먹는 한 아무리 좋은 암 치료제가 나오고, 당뇨병 치료제가 나온다고 해도 치유되는 확률보다는 발병하는 확률이 더 높을 수밖에 없다.

에덴동산에서 아담의 이름을 크게 부르셨던 하나님은 지금도 우리의 이름을 크게 부르면서 씨 맺는 열매를 먹으라고 권하고 있다. 그렇지만, 우리는 그 음성을 듣지 못하고 씨 맺지 못하는 열매인 흰쌀과 흰밀가루를 계속 고집하고 있다. 그렇게 계속 먹으면 새로운 희귀병에 걸릴 수 있다는 것을 매일 경고하고 계신다. 그 경고가 병원마다 넘치는 환자들이다.

지금 하는 일과 모든 생각을 잠시 접어두고 고요히 들려오는 하나님의 음성을 듣도록 해보십시오. 그러면 건강을 얻을 수 있는 방법을 듣게 될 것입니다.

2. 축복받은 토양

한 나라가 성장하는 것은 우연히 되는 것이 아니고 거기에는 성장할 수 있는 조건이 먼저 갖춰져야 한다.

성장의 최우선은 기술이다. 기술이 없으면 자본이라도 있어야 한다. 독일과 일본은 전쟁에서 패했지만, 기술력이 있었기에 패전국에서 단기간 내 선진국 대열에 들어설 수 있었고, 장제스(蔣介石)는 중국 본토를 잃었지만 거기에서 가져온 금괴와 문화적 유산들이 대만 부흥에 크게 이바지 하였다.

기술이나 자본이 없으면 지하자원이라도 있어야 하고, 그것도 없으면 문화유산이라도 있어야 성장할 수 있다. 중동 산유국들은 메마르고 척박한 땅을 가졌지만, 땅속에 든 석유 때문에 잘살게 되었고, 이집트나 이탈리아, 그리스는 조상들이 남겨놓은 문화유산 덕분에 그런대로 잘살고 있다. 후진국 캄보디아는 뒤늦게 앙코르와트 유적지가 복원되어 경제 성장에 큰 발돋움을 하고 있다.

우리나라가 일제의 사슬에서 벗어났을 때는 기술이나 지하자원, 문화유산도 없는 가난한 나라 중에 가난한 나라였고, 거기에다 이념 대립으로 남과 북이 갈라진 불행한 나라였다. 이런 나라가 이 정도로 잘살게 된 것은 전적으로 하나님의 축복이다.

그리고 한국이 이러한 단계에까지 이르게 된 것은 한국이 국민의 근면성도 있지만 그것보다는 뛰어난 두뇌 덕분이다.

두뇌와 지능

오스트리아 빈 대학 의과대학이 50개국 국민들의 평균 지능지수(IQ)를 비교한 결과, 홍콩인이 지능지수 107로 세계 1위이고, 한국인이 106으로 세계 2위라고 발표한바 있다(2003). 국민들의 수학 능력이 뛰어나 IQ 테스트에서 높은 점수를 획득했기 때문에 IQ가 높게 나온 것으로 풀이되지만 한국인의 우수한 두뇌를 놓고 볼 때 틀린 연구결과는 아닌 것 같다.

한국인의 우수성은 유전적인 원인도 있겠지만, 그 해답은 토양에서 찾을 수 있다. 필자는 20년간 농촌생활을 했던 경험이 있고, 백여 권의 농업전문서적도 읽었기 때문에 토양에 대해서 남다른 관심을 가지고 있다. 우리나라에서 대량으로 채굴되는 광물질은 없다. 고속도로를 그렇게 많이 닦고 터널을 뚫어도 특정 광맥을 발견했다는 소리는 아직 한 번도 듣지 못했다.

두뇌를 좋게 하는 데는 비타민도 필요하지만 그것보다는 미네랄이 중요하다. 우리 인체는 칼슘(Ca)을 많이 필요로 하지만, 눈에 넣어도 표가 나지 않을 정도의 극소량의 미네랄도 필요로 한다.

50년대 학교에서 배울 때는 인체에 필요한 무기질은 20여 가지라고 배웠지만, 70년대 학술지에서는 50여 가지라고 했고,

근래에 나온 학설에는 100여 가지로 나와 있다.

흙으로 지음을 받은 인간은 토양에 있는 모든 원소는 다 갖고 있다고 할 수 있다. 이 중에 몇 개의 원소만 부족해도 인체는 병을 유발할 수 있다. 두뇌는 토양에 따라 많은 영양을 받을 수 있는 여건을 갖고 있다. 우리에게 생명을 이어주는 젖줄은 흙이고, 내가 죽었을 때 원위치로 돌아가야 하는 우리의 본향도 흙이다.

일본에서 사육한 소의 고기 맛이 한국 쇠고기만큼 맛이 나지 않았고, 한국 송아지를 가지고 가서 키워도 같은 결과가 나왔다. 그 원인을 찾으려고 다양한 방법을 시도했지만 찾을 수가 없었다. 결국, 한국의 짚을 가지고 가서 소에게 먹였을 때 한국 쇠고기 맛이 났다고 했다.

한국은 세계에 자랑할 수 있는 지하자원은 없어도 다양한 광물질을 함유하고 있는 토양이므로 어디에 내놓아도 자랑할 수 있는 토양이다. 이것이 한국인의 지능을 높여 놓은 것이다. 이런 토양을 갖고 있다는 것이 한국인에게는 정말 감사할 일이다.

50년대 세계 최하위의 국민소득이었던 나라가 40년 만에 수출액 순위 세계 11위(2006년)의 나라로 올랐다는 것은 우리도 놀랄 일이지만, 올라도 못 오를 위치에 있었던 한국이었기에 세계가 더 놀라워했다.

하나님은 감사할 줄 아는 민족에게 은혜를 더 주시기를 원하심으로 우리는 불평보다 늘 감사함을 가질 때 더 놀라운 축복을 얻게 된다.

　모든 것이 다 그러하지만 자본의 형성에 따라 성장에 중요한 바탕이 된다. 한국의 기본 바탕은 조선업과 같은 큰 업종에서부터 출발한 것이 아니고, 가발 수출이나 신발 하청생산, 간호사나 광부의 인력 수출과 같은 자질구레한 것에서 출발했고, 베트남전에서 흘린 피도 한몫을 했다. 이런 것도 두뇌가 우수한 민족이 아니면 할 수 없는 일들이었다.

　한국 경제를 성장시키는 데는 사계절의 기후도 큰 몫을 했다. 우리나라가 따뜻한 하와이와 같은 기후였다면 하와이에서 팔 수 있는 옷밖에 만들 수 없었을 것인데, 추운 기후도 있고 더운 기후도 있다 보니 추운 나라의 옷도 만들어 팔 수 있었고, 더운 나라의 옷도 만들어 팔 수 있는 이점이 있었다.

　70년대 중반까지만 해도 토양에 퇴비를 넣고 농사를 지었지만, 인건비 상승 등으로 화학비료로 농사를 짓다 보니 지금은 모든 토양이 산성화되었고, 유기질 함량은 수치를 밝힐 수 없을 정도로 부끄러운 수치로 내려앉아 있다.

　이것이 한국인의 두뇌를 나쁘게 만들지 않을까 하는 우려도 생긴다. 토양이 나빠졌을 때 여러 가지 질병들을 유발할 수 있다. 그중에서도 많이 올 수 있는 것이 우울증, 불면증, 타인을 만나기 꺼리는 대인공포증 같은 정신질환이다.

　우리에게는 축복받은 토양을 갖고 있다. 이 토양을 잘 가꾸어야 할 의무 또한 우리에게 있다.

> **감사 감사**
>
> 벌거숭이산이 푸르러진 것도 감사
> 4차선으로 길이 확 뚫린 것도 감사
> 자가용으로 여행하는 것도 감사
> 비행기 타고 외국 나가는 것도 감사
> 명절이나 제삿날에 먹었던 고기 마음대로 먹는 것도 감사
> 감사 감사하다 보면 짓눌러 있던 세포도 힘을 내니 감사
> 그것이 면역을 키워 병을 낫게 하니 감사
> 하나님 병을 낫게 하여 주실 것으로 여기고 감사하면
> 못 고칠 병도 낫게 되니 이것 또한 감사

3. 기름은 불사르고 피는 붓고

성경을 수십 번씩 읽은 목사님도 성경에 이런 구절의 말씀이 있었던가? 하고 깜짝 놀랄 때가 있듯이, 자연의학을 연구하는 필자에게도 건강에 관해 성경에 이런 말씀도 있었던가? 하고 놀랄 때가 있다.

성경을 읽으면 분명히 건강을 얻을 수 있는 방법들이 나와 있지만, 건강의 진리를 깨닫지 못하다 보니 건강을 잃고 질병으로

고생하게 된다.

　오늘 성경을 읽은 가운데 "기름은 불살라(민수기 18:17)"라는 말씀이 있었다. 기름(脂質)에는 두 가지의 종류가 있다. 포화지방산(飽和脂肪酸)과 불포화지방산(不飽和脂肪酸)이다.

　포화지방산은 열을 가하면 액체가 되지만 식으면 굳어지면서 고체가 되는 기름이다. 이러한 기름은 버터와 쇠고기지방, 돼지고기지방 등의 육류에 많다. 반면에 불포화지방산은 열을 가해도 액체이고, 식어도 액체가 되는 기름이다. 이러한 기름은 주로 참치, 고등어 등의 생선유와 올리브유, 땅콩유, 카놀라유, 들깨유, 옥수수유, 해바라기씨유 등에 다량 함유되어 있다.

　응고되는 기름이 열에 의해 녹는 온도만큼 인간의 체온도 높다면 그 기름이 성인병을 유발하거나 통증을 더 유발하지는 않는다. 하지만, 인간의 체온이 36.5℃밖에 되지 않다 보니 포화지방산이 들어가면 혈을 더 끈적끈적하게 하므로 혈액순환에 장애를 가져다준다.

　통증은 혈액순환이 되지 않아 그곳에 염증을 일으키면서 느끼는 자각증상을 말한다. 세균이나 바이러스 또는 자가 독성에 의해 온 통증도 심하면 붓게 된다. 부었는 데도 통증이 없으면 그 증상은 덜 심한 편이다. 그 예가 류마티스에 의해 온 통증이다. 류마티스 관절염은 세균에 의해서 온 질병이 아니고, 자가 독성에 의해 만들어진 염증성 질환이지만 심하면 어느 관절이든 붓는다.

　염증이나 통증이 있는 부위는 혈액순환이 잘 되지 않는다.

혈액순환이 잘 되는 곳에는 염증도 생길 수 없고, 통증도 있을 수 없다. 흘러가는 물에는 이끼가 끼지 않는 것과 같은 원리이다.

통증이 있다는 것은 그 부위의 조직이 상하여 혈액순환이 잘 안 되기 때문이다. 혈액순환이 안 되어 통증 있는 사람이 포화지방산이 많은 돼지고기나 닭고기를 먹고 나면 그 다음 날 통증이 한결 더 심해진다. 이것은 끈적끈적한 기름이 혈액순환에 장애가 되었기 때문이다. 고혈압이나 당뇨병을 앓는 사람도 한결 더 심해진다. 이런 기름을 땅에 부으면 땅을 오염시킨다. 어떤 기름이든 땅에 들어가면 환경오염물질이 된다.

포화지방산이 건강에 해롭고, 환경오염물질까지 되다 보니 성경에서는 태우라 했고, 피는 땅에 부으라 했다. 피는 땅에 들어가면 땅을 해치는 환경오염물질이 아니라 땅을 좋게 하는 비료가 된다. 이것도 단일 성분의 무기질 비료가 아니고, 5대 영양소가 다 들어 있는 유기질 비료로써 땅의 미생물까지 좋아하는 비료이다. 그래서 성경을 알면 건강까지 얻게 된다.

14%의 지방

비만환자들이 점차 늘어나고 있어서 몸의 지방 비율도 달라져야 하겠지만, 우리 몸은 대체로 14%의 지방을 함유하고 있고, 65%는 수분이다. 우리 몸은 얼른 보아서 3분의 1(34%)이 고체를 가진 것이 된다. 이 가운데 14%가 지방이다. 지방은 열이 가해지면 액체가 된다. 우리 몸에서 액체가 될 수 있는 총 용량은 80%이고, 순수 고체는 20%이다.

인체의 구성 비율

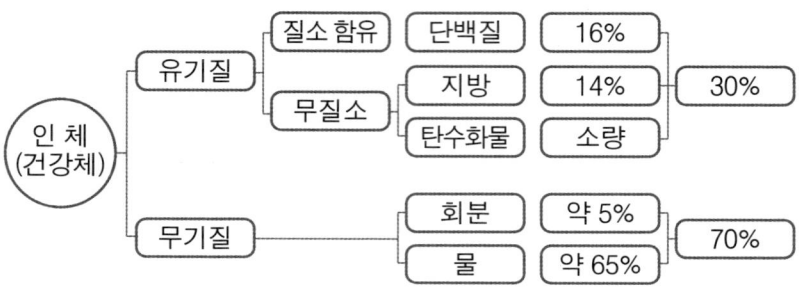

인간을 소우주라고 말하는 사람들이 많다. 우리 몸에 있는 12경혈은 12달을 의미하고, 365혈은 365일과 같고, 오장육부(五臟六腑, 5장: 간장, 심장, 비장, 폐, 신장 6부: 쓸개, 위, 소장, 대장, 방광, 삼초(三焦))는 5대양 6대주와 같다고 한다.

지구 가운데 바다가 3분의 2를 차지하듯이 우리 몸의 수분도 3분의 2와 같으며, 남극과 북극의 빙하가 지구의 14%를 차지하는 것은 우리 몸에 14%의 지방을 가진 것과 같다.

지구의 온난화는 14%를 차지하는 남극과 북극의 빙하를 녹게 한다. 그것이 녹게 될 때는 3분의 2인 물이 5분의 4가 된다. 그러면 지구의 80%가 물이고 육지는 20%밖에 되지 않아 작은 섬들은 거의 없어지는 결과가 발생한다. 그렇게 되었을 때 지구는 지각의 대변화를 맞게 되듯이 우리 몸의 지방도 이 수

치보다 더 많아졌을 때 혈관의 협착으로 인한 동맥경화, 고혈압, 고지혈증(高脂血症) 등의 성인병을 유발하게 된다.

우리의 몸은 천하와도 바꿀 수 없는 귀한 몸이므로 각자가 건강을 지킬 의무가 있다. 건강을 잘 지키지 못하는 것도 어떻게 보면 하나님께 죄가 될 수 있다는 생각이 들기도 한다.

4. 땅을 살려야

창세기 2:7
"여호와 하나님이 땅의 흙으로 사람을 지으시고 생기를 그 코에 불어넣으시니 사람이 생령이 되니라"

사람의 모체는 흙이므로 흙에 따라 인간에게 건강을 가져다줄 수도 있고, 질병을 가져다줄 수도 있다.

1) 빼앗는 농사

건강을 가져다줄 수 있는 토양은 인체에 필요한 모든 영양소를 고루 가진 토양이다. 비타민은 식물에 햇빛과 물만 있으면 광합성 작용에 의해 스스로 만들어 내지만, 미네랄은 토양에 그 성분이 없으면 식물에도 없게 된다. 시금치 하면 철분이 많이 들어 있는 식품이다. 그러나 토양에 철분이 없으면 시금치에도 철분이 없다.

인간은 토양에서 수확하는 만큼의 영양분을 다시 되돌려 주어야 한다. 예를 들면 벼를 수확했다면 볏짚을 절단해서 토양에 넣어 주어야 하는 것이 토양을 위한 보답이다. 이것은 토양과의 무언의 약속이고, 인간이 지켜야 할 약속이다. 그렇게 해야 토양은 인간에게 다시 보답하는 것이 되고, 토양은 지기(地氣)를 얻게 된다.

도로변 경작지에는 전시효과를 높이기 위해서 짚을 넣고 논갈이 한 것을 늦가을에 간혹 볼 수 있다. 이것은 농민이 자발적으로 했다기보다는, 공무원이 찾아와서 짚을 좀 넣고 논갈이 해달라고 애타게 간청하다 보니 일 년에 몇 번 만나는 공무원의 간청에 못 이겨 억지로 한 것이다.

공무원은 땅을 살려야 한다는 의무감보다는 상부의 지시가 있다 보니 전시효과가 있는 곳의 지주를 만나 때로는 술도 사주면서 부탁을 한다. 농민은 선심을 쓰는 척하면서 하지만 사실은 자기 땅을 위한 것이다. 그러나 이것을 느끼지 못하는 농민이 태반이고, 농민 모두가 무감각 상태에 있다.

공무원들은 지역 주민에게 찾아가서 사정하면서 부탁하는 것이 제일 하기 싫은 일이다. 상부기관에서도 이것을 잘 알기 때문에 매년 독려하는 것이 아니고, 수년 만에 한 번 정도 실시하는 편이고, 하부기관에서는 정부시책에 못 이겨 억지로 권유하는 실정이다.

토양에서 식물이 자라는 데 가장 필요 한 비료의 3대 요소는 질소(N), 인산(P), 칼륨(K)이다. 이것만 공급해주면 모든 작물은 다 해결되는 것으로 생각하고 있다. 한때 질소질 비료만 농민들이 너무 선호하다 보니 이것을 막기 위해서 3가지 비료를 혼합한 '복합비료'가 나왔다. 이것만 주면 작물은 잘 자라므로 다 해결되는 것으로 여기면서 수십 년간 농사를 지어왔다. 결국 이것은 주는 농사가 아니라 빼앗는 농사이다. 이런 농사가 계속 반복되다 보니 지금의 토양은 병들대로 병들어 있다.

2) 토양의 비옥

70년대 중반 이전까지만 해도 시골에서는 퇴비를 직접 만들어 토양에 넣어 주었기 때문에 비옥했고, 병해가 적었다. 퇴비의 주원료는 산의 풀을 베어다가 그 위에 경작하지 않는 땅의 흙을 넣고, 그것을 띄우기(발효) 위해서 인분을 넣었다. 이것을 골고루 발효시키기 위해 몇 번 뒤집기 한 뒤 완전히 발효되었을 때 앞뜰 논에도 넣어주고, 뒤뜰 논에도 넣어주었다.

이것이 땅에는 최고의 영양분이고, 보약이었다. 이렇게 하면 땅의 지력을 높여주므로 여기에서 자란 식물은 바이러스에도 강했고, 곰팡이에도 강했기 때문에 병해가 없었다. 그렇다 보니 농약통을 짊어지고 농약을 살포할 필요가 없었다.

토양의 유기질 함량치

연 도	유기질 함량(필자의 경작지)	유기질 함량(일반인 토양)
1970년대	3%	2.5%
1980년대 초반	2.5%	2%
1990년대 중반	–	1%

* 정부가 권장한 유기질 함량치는 3%

그러나 지금은 지력이 약해져 있고, 거기에서 자라는 식물도 저항력이 약해져 농약에 대한 내성도 생겼다. 잎이 두꺼워서 병해가 없던 감나무에도 이제는 농약을 사용하지 않으면 감이 열리지 않을 정도가 되었다. 어디 그것뿐인가? 상추에도 약을 친다고 했을 때는 기가 찰 노릇이다. 어떻게 해서 이 지경이 되었나?

줄기나 잎을 잘랐을 때 젖과 같은 흰 분비액이 나오는 식물은 항균·항염작용이 강해서 세균이나 곰팡이, 벌레도 잘 접근하지 못한다. 그러한 식물에는 고구마(줄기), 씀바귀, 상추, 무화과, 백굴채(독성이 있는 약초) 등이 있고, 이러한 식물에는 항암작용도 있다. 앞으로 이런 식물에까지 농약을 사용하면 일반 식물에는 몇 배나 더 사용하게 된다. 차후에는 농약을 퍼붓다시피 해야 할 것이다. 그렇게 되면 우리 주위에서는 나비나 벌을 볼 수 없는 세상이 될 것이고 인간은 스스로 판 무덤의 재앙 속에서 병마에 시달리면서 생을 마쳐야 하는 서글픈 인생길만이 기다린다. 그렇게 되었을 때는 이틀이 멀다 하고 발생하는 희귀병은 새로운 병명 짓기도 쉽지 않을 것이다.

3) 토양은 살릴 수 있다

우리나라에서 생산되는 참나무도 잘 가꾸면 이런 고급가구로 만들 수 있지 않을까 하는 생각에서 큰마음을 먹고 수입 참나무로 만들어진 고급품의 가구 하나를 구입했다. 나무를 그대로 키우면 잡목으로밖에 활용할 수 없지만, 어린나무일 때부터 가지치기를 잘해서 가꾸면 옹이가 없는 고급목재로써도 활용할 수 있다.

60년대 후반 벌거숭이산에 푸른 옷을 입히기 위해 아카시아나무도 심고, 리기다소나무(美國三葉松)도 심을 때이다. 어린 리기다소나무 10여 그루를 얻어다가 조부 산소 주위에 심었다. 매년 산소에 벌초하러 갈 때마다 소나무 곁가지를 쳐주었더니 탐이 날 정도로 곧게 잘 뻗어나갔다.

90년도 어느 날 벌초하려고 산에 갔더니 몇 그루의 나무를 누가 베어 가고 없었다. 헛간채라도 지으려고 이웃마을에서 베어 간 것이 확실했지만, 범인을 잡으려고 나서지는 않았다. 어릴 때부터 나무의 곁가지만 잘 쳐주면 질 좋은 목재를 많이 생산할 수 있을 텐데, 근처 산에서 그러한 나무를 구할 수 없다보니 도래솔까지 베어 갔다는 생각이 들었다.

산에 심어져 있는 잡목들을 잡목으로서 생을 마치도록 내버려둘 것이 아니라 활용가치를 높일 수 있는 나무로 키우면 여러 용도로 활용이 가능하고 또, 거기에서 나오는 나무의 부산물은 얼마든지 퇴비로 활용할 수 있다.

나무를 분쇄하고 나오는 톱밥을 돼지축사나 목장, 양계장 등에 뿌려주면 가축의 분비물을 흡수해 사육장이 깨끗해지므로 가축의 병도 없게 된다. 가축의 분비물은 하천을 오염시키는 주범인데 이것도 쉽게 막을 수 있다.

톱밥이 잘 발효된 퇴비가 되었을 때 정부에서 매입하여 농민에게 반값에 공급하면 농민에게도 혜택을 주는 정책이 된다. 실지 제일 많은 혜택을 받는 사람은 그런 퇴비로 재배한 농산물을 구입해 먹는 소비자들이다. 국민이 건강하면 일의 능률이 오르게 되고, 결국은 생산비의 절감을 가져다준다. 국민의 건강은 곧 국력과 연결된다.

삼면이 바다로 둘러싸인 우리나라는 바다에서 생활의 터전을 찾아야 한다면서 바다, 바다 하면서 외쳤던 것이 바로 엊그제 같은데, 이제는 세계 조선업계의 강국이 되어 전 세계 조선 건조량의 40%를 우리나라가 건조하고 있고, 조선업체 순위에서도 세계 1위에서 3위는 모두 우리나라 업체들이다.

바다를 향해 외쳤던 그 소리를 이제는 "산을 생각하고, 산을 바라보자!"고 외칠 때이다. 그러면 국토의 70%를 차지하는 산에서 무궁무진한 자원을 캘 수 있다.

솔잎 하나만 잘 개발해도 엄청난 외화를 얻을 수 있고, 잡목으로밖에는 아무 쓸모없는 참나무를 가공하여 고급 가구제품을 제작하면 우리의 손재주는 세계가 인정하므로 세계적인 명품 가구로 키우는 것도 어렵지 않다.

교과서에 산을 잘 활용한 스위스나 조림사업에 성공한 독일과 덴마크의 사례들을 실어 '산을 생각하고, 산을 바라보자!'

라는 표어를 젊은이들의 가슴에 심어줄 수 있다면, 조선업계에서 대박을 터뜨렸듯이 산에서도 대박을 터뜨릴 날이 분명히 올 것이다.

한국은 산을 잘 활용하여 친환경적인 농산물을 생산한다는 이미지만 세계에 심어져도 한국의 농산물은 세계 시장에서 배로 비싸게 판매할 수 있을 것이고, 친환경적인 제품만이 아니고, 다른 제품까지도 부가가치를 높일 수 있다.

4) 친환경 약제

약제라고 하면 약품의 원료를 넣고 만들어져야 약제가 될 수 있는데, 이것은 식품으로 해충살포제를 만들었으니 친환경이라는 말은 맞아도 약제라고 하는 표현에는 다소 어색한 면이 있다.

부산에서 유통업을 하는 전정일 사장은 당뇨로 위급상황에 이르렀지만 운동요법, 식사요법, 당뇨개발품을 먹고부터 건강을 되찾아 이제는 병원약도 먹지 않는 상태에 있다.

시중에서 판매하는 채소를 사먹으려 해도 농약을 사용한 것이 너무 많아 손수 재배한 것을 먹기 위해 친구의 땅을 조금 빌려 직접 채소를 경작하고 있다. 농약을 사용하지 않고서도 좋은 채소를 먹을 수 있다고 했다. 토양에 넣은 퇴비는 농약상에서 판매하는 유기질 비료를 구입해서 넣을 수도 있지만, 탕제원에서 나온 한약찌꺼기를 얻어다가 발효시켜 퇴비로 만들어 쓰면 토양의 영양분에 대해서는 걱정 안 해도 된다면서 그것을 사용하고 있다.

농약 대신에 현미식초나 사과식초를 구입해서 식초 20%, 물 80%의 비율로 혼합하여 벌레나 진딧물 있는 곳에 한 번만 살포해주어도 거의 없어지고, 아주 심해도 2~3번 뿌려주면 완전히 없어진다고 했다. 식초를 살포해서 재배한 채소는 그렇게 맛있을 수 없다고 했다. 특히 무의 맛이 더욱 좋았다고 했다.

 고추밭에는 나방이 많이 날아든다. 그럴 때는 페트병을 잘라 거기에 막걸리를 조금 붓고, 식초 몇 방울 떨어뜨린 후 땅속에서 5㎝ 높이로 올라오도록 해서 땅에 묻어주면, 주위에 있는 나방은 모두 그 속에 다 들어간다고 했다. 이 이야기를 듣고 실지 해보니 어디에서 나방이 그렇게 많이 모여들었는지 나방 처리장 같았다.

 고추농사에서 제일 어려운 것이 나방 문제이다. 나방이 낮에는 어디에 있었는지 모르다가도 해진 후면 그때부터 게릴라같이 나타나 활동하기 시작한다. 고추밭에서 나방이 하는 중요한 일은 꽃에 알을 낳는 일이다. 알이 부화하면 영양분은 꽃에서 자동으로 해결되므로 이것을 노리고 꽃을 찾아다니면서 열심히 산란을 한다.

 고추가 성숙했을 때 잘라보면 벌레 들어간 흔적도 없는데 그 속에 벌레가 들어 있는 것은 고추가 형성되기 전 미리 꽃에 나방이 산란을 해두었기 때문이다.

 해가 진 저녁 고추밭에 약을 치는 것은 더위를 피하거나 농민이 게을러서가 아니다. 해가 질 때 꽃에 알을 낳는 나방을 현장에서 바로 박멸시키려고 그 시간을 선택한 것이다.

막걸리 찌꺼기에 식초 몇 방울로써 나방을 없앨 수 있다면 며칠이 멀다고 살포하는 고추에 농약 없는 친환경적인 고추를 생산하게 된다. 대량으로 고추를 생산하는 농가에서는 생각해볼 문제다.

막걸리를 페트병에 넣어 땅에 묻는 것이 어려우면 땅에 직접 살포해도 효과가 있지 않을까 하는 것은 나방이 막걸리를 좋아하기 때문이다. 막걸리는 저알코올이지만, 벌레가 먹으면 바로 저세상 행이므로 어떻게든 먹도록만 하면 된다.

"스스로 노력하는 자에게는 하늘이 돕듯이 머리를 쓰며 농사짓는 자에게는 하늘이 돕는다."

5. 땀을 흘려야

창세기 3:19
"네가 흙으로 돌아갈 때까지 얼굴에 땀을 흘려야 먹을 것을 먹으리니……."

노동으로 인해 땀을 흘려야 하는 사람은 땀 흘리지 않고 살아가는 사람을 몹시 부러워한다. 그들에게는 땀 자체가 고통일 수 있다. 그렇지만, 땀은 체내 모든 기관의 기능을 활성화 시켜주고, 위축되었던 조직들이 되살아나 체내의 찌꺼기까지 연소시켜 준 대가로 나온 부산물이다.

그렇다 보니 육체 노동하는 사람들은 당뇨와 암이 잘 걸리지 않는다. 이것은 집과 공장을 건축하면서 노동자들의 건강상태를 보고 알 수 있었다. 담배, 술을 많이 하는 사람들 중에 간이 나쁜 사람도 있을 것으로 여겼는데, 그런 사람은 없었다. 땀으로 간의 독소까지 배출시켜 줌으로써 간의 부담을 덜게 되고, 이것이 나쁜 간까지도 재생시켜 주는 것으로 여겨진다.

일하는 목수와 미장하는 사람들은 당뇨가 없었는데 사무실에 앉아 있는 설계사무소 소장이나 어슬렁거리며 움직이는 하청업체대표나 감독관은 당뇨나 성인병을 앓고 있었다. 하나님은 공평하셔서 이마에 땀을 흘리는 자에게는 질병을 주지 않지만, 정백식으로 하나님의 식생활을 역행하거나 이마에 땀을 흘리지 않는 사람에게는 질병으로 고생케 하는 것을 볼 수 있었다.

모세는 땀을 흘렸을까? 모세의 직업도 땀 흘리는 직업이었다. 목자는 가만히 앉아서 지팡이 하나로 양을 호령하는 직업이 아니고, 때로는 양들보다 앞에서 이끌기도 하고, 뒤에서 몰기도 한다. 새끼 양이 병들어 따라가지 못할 때는 안고 가기도 하고, 냇가가 없는 곳에는 우물물을 퍼 올려서 양에게 물도 주어야 한다. 그러다 보면 최소한 하루에 10㎞ 이상은 걷게 되고 이마에 땀도 흘리게 된다. 그 정도의 땀을 흘리고 매일 걷는 것은 건강을 위해서도 좋은 일이다.

모세는 건강을 위해서도 좋은 직업을 선택했다. 만일 모세가 양 치는 목자가 아니고 염소 치는 직업이었다면 활동량이 많아 도리어 건강을 해칠 수도 있었다.

친척 형님 한 분은 염소 키우기 아주 좋은 지역에서 염소를 키웠다. 염소를 키우자면 겨울에도 푸른 잎이 있는 곳이어야 한다. 키가 작은 소나무나 대나무가 있어야 하고, 산을 넘을 수 없을 정도의 높은 산이 양쪽으로 있어야 염소를 잃지 않는다. 또 주위에는 경작하는 밭이나 논이 없어야 배상문제가 나오지 않는다.

아침마다 집에서 30여 마리의 염소를 산으로 올리는데 이 녀석들이 너무 빠르다 보니 이리 몰고, 저리 몰다 보면 뛰지 않고서는 따라갈 수가 없었다. 때로는 소금도 겪야 했다.

염소 사육에 가장 중요한 것은 처음 시작할 때 새끼염소를 이곳에서 몇 다리, 저곳에서 몇 마리씩 구입해서 사육하면 통제하기 어려워 실패한다고 했다. 처음 시작할 때는 느린 방법이지만 한 혈통으로 키워야 염소들이 흩어지지 않고, 리더 한 마리에 따라 모든 염소들이 움직인다고 했다. 만일 두 곳에서 염소를 구입하게 되면 염소 리더가 두 마리가 되어 각각 따로 움직이므로 통제가 어렵다고 했다.

"매일 그렇게 뛰면 관절도 안 좋겠습니다." 했더니 관절이 안 좋다고 하며, "염소도 힘이 있을 때나 키우지 힘없으면 키우지 못한다."고 했다.

양은 염소같이 다리가 길지 않아 빨리 움직이지 않기 때문에 뛰면서 사육할 필요는 없다. 그렇지만, 양을 따라 움직이다 보면 상당한 걸음을 걷게 된다. 다리에 너무 무리해서 무릎 관절 연골에 이상이 왔을 때는 쉬어야 관절이 나을 수 있고, 활동이 너무 없어 관절에 활액(滑液)이 나오지 않아 관절에 이상이 왔을 때는 하루에 3~4km씩만 걸어도 낫는 예가 많다. 말할 때 입안에서 침이 나오듯이 관절도 움직일 때 관절에서 활액이 나온다.

　돈 들이지 않고 할 수 있는 가장 좋은 운동은 걷는 운동이다. 아내가 지하철에서 올라오면 숨이 가쁘다고 해서 등산이나 운동을 하라고 권했다. 새벽기도 갔다 오면서 학교 운동장 몇 바퀴씩 돌고 일주일에 한 번씩 등산하더니 숨 가쁜 것이 없어졌다.

　하루는 등산을 따라갔더니 등산하지 않던 필자는 따라가지 못할 정도였다. 큰돈 들이지 않고 할 수 있는 운동이 등산이다. 걷는 것이 좋은 운동이면, 어떻게 걷는 것이 좋은 방법일까 하고 생각해 본 적이 있다. 무조건 걷기만 해도 운동은 되겠지만, 그래도 걷는데 방법이 있지 않을까 하고 마사이족의 걸음을 생각해봤다.

　마사이족은 물 길러 갔다 오는 데도 수 km씩을 걷고, 소를 방목하기 위해 들판을 온종일 걸어다니기 때문에 하루 평균 걸음 수가 3만 보에 달하는 걷기의 달인들이다. 이들은 걸을 때 허리를 곧추세우고 가슴을 쫙 펴며, 걸음걸이는 발뒤꿈치부터 착지한 다음, 발 외측에서 엄지발가락 쪽으로 무게중심이 이동하는 '중심부 보행'을 한다. 이는 마치 달걀이 구르는 것과 같은 모습이다. 보통 일반인의 신발을 보면 뒤가 고르게 닳지 않고 바깥 부위가 먼저 비스듬하게 닳다 보니 그 부위에 작은 창을 붙여서 닳지 못하도록 하지만, 그것도 얼마 가지 않아 닳는다.

　마사이족의 걸음을 흉내 내다보니 신발 뒤가 고루 닳았다.

'발뒤꿈치를 먼저 착지하면서 걷는 사람이 얼마나 될까?' 하고 지하철에서 살펴보았더니 20명 중 1명 정도가 마사이족 걸음을 걷고 있었다. 마사이족 걸음을 걸으니 힘이 덜 들고 허리가 곧아져 교정이 되는 기분이었고, 자세가 바로 되므로 어릴 때는 키 성장에 도움이 될 것 같았다. 그러고 보니 마사이족이 다른 부족보다 키가 큰 것도 다 이유가 있었다. 마사이족 걸음으로 계속 걸으면 뱃살도 빠지겠다는 생각이 든다.

하나님의 처방 3

1. 하나님의 처방은 껍질에

 필자가 껍질에 관심을 갖게 된 것은 미국 상원 영양문제특별위원회가 2년간(1975~77년) 미국국립암연구소, 영국왕립의학조사회의 등 수십 개 연구기관의 전문가 270여 명을 총동원해 세계 곳곳에서 발생하는 병의 원인과 아프리카 오지의 영양문제까지 조사하고 심의한 후 발표한 5,000여 페이지에 달하는 방대한 양의 『영양문제 특별위원회 보고서-미국인을 위한 식생활 목표(Dietary Goals for the United States)』를 읽고 난 후였다.
 이 보고서에는 영국의 학자들이 제2차 대전 전후 영국의 당뇨병 동태(動態)에 대해 조사한 후 섬유질 증가와 당뇨병 감소의 연관관계를 증명한 내용이 나와 있었다.
 제2차 대전 때 영국은 식량공급의 어려움을 겪게 되었다. 식량을 수입할 바닷길은 군함·상선을 구별하지 않고 무차별 공격하는 독일의 잠수함 U보트(U-boat)가 맹위를 떨치고 있기 때문에 수입이 어려웠다. 그래서 자구책으로 내놓은 것이 1941년부터 정백도(精白度)를 규제하는 법령을 제정한 것이었다. 이전까지는 밀을 정제할 때 70%만 흰밀가루로 사용하고 밀기울이 포함된 나머지 30%는 찌꺼기로 버리거나 가축사료로 이용했다. 그러나 정부에서 정백도를 통제하면서 85~90%까지 식용 가능한 밀기울이 많은 통밀가루를 생산하도록 했다. 지금까지 먹던 흰밀가루가 아니고 거무튀튀한 통밀가루였다.

이 정백도(精白度) 통제는 전쟁이 끝난 후 1957년 까지 계속되었다. 식량공급이 원활해지자 국민들이 그렇게 먹기 원하던 흰밀가루와 흰빵을 다시 먹게 되었다. 2년이 지나자 웬일인지 전시에 감소되었던 당뇨병 환자가 급격히 늘어나기 시작했다. 그 원인을 분석한 논문들 가운데는 전쟁의 긴장감이 당뇨를 억제하였다는 학설도 있었고, 전쟁 시 식량 사정으로 소식을 한 것이 당뇨를 예방하였다는 설도 있었다.

결국, 원인은 흰밀가루를 먹지 않고, 통밀 그대로 먹었었던 고섬유질의 식사가 당뇨를 억제했다는 것으로 밝혀졌다.

모든 껍질에는 섬유질이 들어 있고, 항산화작용을 하는 플라보노이드와 나트륨을 배출시키는 칼륨도 들어 있다. 그 외에 인체가 필요로 하는 모든 성분은 껍질에 다 들어 있다.

여기에 착안하여 1992년에 쌀겨, 밀기울, 밤껍질, 솔잎 등을 첨가하여 「자생정」이라는 제품을 만들었지만, 분말 형태라 복용하기가 어려워 실패했다. 이때 환으로 만들었다면 그렇지 않았을 것인데, 그 당시는 식품은 환제(丸劑)로 만들지 못하게 되어 있었기 때문이다.

그 이후에 껍질에 대한 자료를 얻으려고 안면이 있는 몇몇 식품학 교수들에게 부탁했지만, 가진 자료는 전혀 없었다.

상주대학교 축산학과 차용호 교수에게 부탁하였더니, 축산학과라서 껍질의 대한 분석 자료를 많이 갖고 있어서 보내주었다. 껍질에 대체로 많이 함유된 것이 칼륨이고, 그다음이 마그네슘, 그 외에 칼슘, 아연, 규산, 셀레늄 등의 미량영양소들이 들어 있었다.

60년대까지만 해도 시골에는 모심기 전에 풀을 베어서 논에 넣었다. 논에 제일 좋은 풀은 떡갈나무 잎이었다. 이 잎을 넣고 가두어 두었던 논물은 연한 간장색으로 변했다. 농사 경험이 많은 어른들은 논의 물 색깔을 보고 누구 집 논은 올해 농사가 잘되겠다고 미리 평하기도 했다.

도토리가 열리는 나무가 떡갈나무이다. 떡갈잎을 씹어보면 신맛이 나는데 그 맛이 마그네슘 맛이다. 현재 질병이 많아진 것은 정백식 때문인데 껍질에 많이 들어 있는 마그네슘을 화분 제품에 첨가했을 때 효과가 더 있을 것으로 여기고 1일 용량을 200㎎으로 기준으로 해서 첨가시켰다(국제식품규격위원회(Codex)의 1일 마그네슘 영양소기준치는 300㎎ / 한국은 340㎎).

6개월이 지났을 때 류마티스 관절염이나 우울증, 만성피로증후군에 좋은 효과가 나타나기 시작했다.

여기에 대한 경험을 바탕으로 해서 2002년도에 『껍질을 알면 건강을 얻는다』는 책을 국내에서는 처음으로 출간했다. 외국에서도 껍질에 관한 책은 출간되지 않은 것으로 안다.

이 책에 관한 내용이 몇몇 잡지사에 의해 소개되었다. 그런 관계로 인해 미국, 호주 등에서도 영문으로 번역된 책이 있는지 많은 문의가 있었다. 책 내용이 너무 좋아서 외국 친구들에게 선물하기 위해서라고 했다. 미국인들은 칼슘, 비타민을 많이 먹는데도 관절염이 많은 원인을 몰랐는데, 이 책을 통해 병이 많아진 원인을 듣게 되었다고 했다.

이 책이 영문으로 번역될 날이 분명히 올 것으로 여긴다. 연단을 시킨 하나님께서는 세종대왕의 영역에만 묶어두지 않고, 언젠가는 라틴문화권에도 알려지게끔 할 것으로 여긴다.

마그네슘은 비싼 것이 아니고, 값이 오히려 너무 싸다. 이것 때문에 제조회사에서는 매력을 잃을 수 있다. 그러나 정백식을 하는 사람들에게는 뛰어난 효과가 있기 때문에 수년 내에 마그네슘드링크제도 나올 것으로 여긴다. 마그네슘 붐이 일어나면 김해용이라는 이름 석 자를 기억해 달라고 부탁의 글까지 써넣었다.

그때만 해도 껍질에 대한 자료를 얻으려 해도 없었는데, 지금은 그때보다는 많은 자료가 나와 있다.

껍질에 들어 있는 성분과 유효작용

구 분	성 분	유효작용
포도껍질 및 씨	레스베라트롤(resveratrol)	항암, 항염증, 항동맥경화, 항당뇨 등
	OPC(Oligomeric Proanthocyanidine Complexes)	암과 세포노화 등을 방지하는 강력한 항산화제, 혈관기능 향상, 면역증진효과, 알레르기 및 염증 감소효과
현미 및 쌀겨	헤미셀룰로오스(hemicellulose)	콜레스테롤 상승 억제, 변비 예방
	피틴산(phytic acid)	항산화・항암작용 등
	비타민 E(tocopherol)	항산화작용
	가바(GABA, 감마 아미노낙산)	고혈압 개선, 신장・간 기능 활성화
사과껍질	안토시아닌(anthocyanin)	콜레스테롤 저하, 시력개선, 혈관보호, 동맥경화 예방
	플라보노이드(flavonoid)	항암 및 노화방지
	트리테르페노이드(triterpenoids)	항암, 만성질환 예방효과
	펙틴(pectin, 수용성 식이섬유)	동맥경화・고혈압・비만 예방, 중금속 배출
	퀘르세틴(quercetin)	항암작용 및 해독작용, 비타민C의 항산화작용 강화
밤껍질	프로안토시아닌(proanthocyanin)	혈당치 억제작용
대두껍질	헤미셀룰로오스	콜레스테롤 상승 억제, 변비 예방
귤껍질	살베스트롤(salvestrols)	암세포 파괴
	헤스페리딘(hesperidin, 비타민P)	모세혈관 강화, 항산화・항암・항염증작용, 콜레스테롤 저하
배껍질/감껍질	폴리페놀(polyphenol)	항산화(활성산소억제)・항암작용
고구마껍질/ 당근껍질	베타카로틴(β-carotin)	항암작용, 동맥경화 예방, 혈당조절
검은콩껍질	글리시테인(glycitein)	항암작용
	안토시아닌	콜레스테롤 저하, 시력개선, 혈관보호, 동맥경화 예방

껍질에 관한 여러 자료를 토대로, 18년 전 어렵게 보사부허가를 받아 분말로 만들었지만 섭취하기 어려워 실패했던 껍질제품을 보완하여 환제로 해서「옥토 생식환(沃土 生食丸)」을 출시하였다.

암·당뇨·아토피 등에 아주 유용한 제품이지만, 1~2개월에 질병을 낫게 하는 제품은 아니다. 식물에 들어 있는 비타민, 미네랄, 효소, 미네랄이 체내에 들어가서 세포의 기능을 활성화 시키기 까지는 다소 시일이 소요된다.

땅을 기름지게 하는 데는 유기질 퇴비가 필수적이다. 우리 몸에도 퇴비와 같은 영양물질이 들어갔을 때, 병의 백화점이라 할 정도로 여러 가지 질병에 시달리는 박토(薄土)와 같은 사람도 옥토(沃土)와 같은 건강체질로 바뀌게 된다.

껍질 처방은 하나님의 완벽한 치유 처방이므로 어떤 껍질이든 장기간 사용하면 그것이 자연치유력에 의해 병을 낫게 한다. 그러나 인류가 하나님의 완벽한 처방을 외면하는 한 질병은 계속 많아질 수밖에 없다.

2. 현미는 치병(治病)의 곡류

50년대 시골 외가에서는 발로 밟는 디딜방아로 벼를 찧기도 하고, 더 많은 양을 찧을 때는 소가 끌고 돌리는 연자방아를 이용했다. 연자방아는 돌과 돌의 마찰에 의해서 겨를 벗기는 방법이다. 이 방법은 아무리 잘 빻아도 7분도 이상의 흰쌀은 생산할 수 없었다. 여기에서 생산한 쌀은 필자의 집에서 20년 넘게 먹고 있는 5분도의 누런 쌀과 비슷한 쌀이었다.

이런 쌀이 우리의 주곡이었을 때 79세에 돌아가신 조부도 성인병을 몰랐고, 92세에 돌아가신 처조부도 병이라고는 몰랐다. 친척들 대부분이 70~80세를 살아도 당뇨와 암을 몰랐다. 우리도 그때의 그 쌀을 먹고 암, 당뇨에서 벗어나자는 것이다.

백미는 씨눈과 속껍질까지 다 깎아버려 영양가가 없는 찌꺼기 쌀이다. 이런 영양가 없는 쌀만 계속 먹으면 살아도 인간다운 삶을 살지 못하고 질병으로 고생하지 않을 수 없다. 이런 쌀을 20~30년 먹어서 질병이 없다면 도리어 이상할 정도이다.

질병으로 장기간 고생하고 있으면 때로는 가족들로부터 냉대를 받을 수도 있다. 그러나 힘이 있고 자신감 있는 생활을 하면 누구도 천시할 수 없고 천시받을 필요도 없다. 병이 오고 싶으면 오라고 해도 몸에 약한 부위가 없으면 어떤 병도 쉽게 침범하지 못한다.

모세는 120세까지 살면서 숨이 끊어지는 그 순간까지 자기가 할 수 있는 모든 일을 다 할 수 있었고, 누워서 고생한 일은 하루도 없었다.

양봉인들 가운데는 90세 가까운 나이인데도 40여 통의 벌을 이동하면서 양봉을 하는 분이 있다. 힘이 없으면 할 수 없는 일이다. 이런 사람은 약봉지를 모르고 생활하는 사람이다.

달력에 병원 갈 날짜가 빽빽이 기록되어 있고, 하루 생활에서 약 챙기는 시간이 큰 비중을 차지한다면 사업적으로는 성공했다 하더라도 건강에 성공한 사람은 되지 못한다. 젊었을 때는 여러 가지 고생을 하였더라도 늙어서 고생하지 않는 것이 삶에 있어서는 유종의 미를 거두는 것이다.

필자가 젊었을 때 앓았던 병을 지금까지 앓고 있다면 폐인 중의 폐인이요, 실패자 중의 실패자였겠지만 거기에서 박차고 일어섰기 때문에 누구도 건강의 낙오자라고 말할 수는 없는 것이다.

오랜 지병으로 고생하는 사람들도 건강을 되찾아 필자와 같은 활기찬 삶을 누리자는 것이다. 그것이 불가능으로 보여도 불가능이 아니다. 아무리 나쁜 토양도 장기간 퇴비만 넣어주면 옥토가 되듯이 나쁜 몸도 하나님의 처방법이 들어가면 옥토와 같은 건강체가 될 수 있다. 그러기 위해서 '찌꺼기(粕: 찌꺼기 박)'의 백미(白米)식을 버리고 편안하고(康) 튼튼하게 하는 쌀(米), '겨(糠)'가 있는 현미식으로 바꾸어 주자는 것이다. 이것을 외면하고는 아무리 좋은 것을 먹어도 근본적인 해결은 어렵다. 즉 껍질음식문화가 우리의 건강을 지켜줄 수 있다는 것이다.

쌀에서 씨눈인 배아가 차지하는 비율(무게비)은 1.5~2.5%에 불과하고, 속껍질까지 합쳐도 8%밖에 안 되지만, 이 속에는 미네랄과 비타민이 풍부하게 들어 있어서 현미의 미량영양소 함량은 백미보다 2~3배 이상 높다.

현미와 백미의 영양성분 비교(가식부 100g당)

성분 식품명	칼로리 (kcal)	단백질 (g)	지질 (g)	탄수화물 (g)	섬유소 (g)	회분 (g)	무기질					비타민		
							칼슘 (mg)	인 (mg)	철 (mg)	나트륨 (mg)	칼륨 (mg)	B_1 (mg)	B_2 (mg)	니아신 (mg)
현 미	350	7.6	2.1	77.1	2.7	1.6	6	279	0.7	79	326	0.23	0.08	3.6
백 미	372	6.4	0.5	81.9	0.3	0.4	4	140	0.4	66	163	0.11	0.04	1.5

[자료 : 식품성분표(농촌진흥청 농촌자원개발연구소, 2006)]

　곡리에서 1%는 아주 큰 비중을 차지한다. 이것은 곡리에만 적용되는 것이 아니고 우리가 필요로 하는 모든 영양에도 다 적용된다. 하루에 몇 %의 영양소를 버리고 먹는다는 것은 신체에 심각한 문제를 야기 할 수 있다. 체내 저항력 때문에 10년간은 우리 몸이 그런대로 견딜 수 있다. 그러나 20~30년이 지나면 여러 가지 문제점(증상)이 나타난다. 그 결과로 인해 받는 보응(報應)이 성인병이고, 여기에 다시 유명한 병 한두 개는 더 갖게 된다.

　껍질을 버리고 먹기 때문에 대형 병원마다 암 환자가 넘치고, 여러 가지 합병증을 유발하는 당뇨병도 기하급수적으로 증가하는 추세에 있다.

　현미에는 백미에 비해 농약성분이 더 있는 것은 사실이다. 이것을 하나님께서는 미리 아시고 그것을 배출시킬 수 있는 피틴산(phytic acid)을 현미 안에 두었기 때문에 농약에 대한 배출 작용은 백미보다 6배나 높아서 현미에서는 농약에 대한 우려는 하지 않아도 된다.

현미 안에 들어 있는 섬유질과 비타민B는 변비를 없애준다. 특히 현미 속에 들어 있는 옥타코사놀(octacosanol)은 나쁜 콜레스테롤(LDL)을 25%나 감소시키고, 좋은 콜레스테롤(HDL)은 20%나 상승시키는 작용을 한다. 그리고 지구력을 높여 준다.

전 위생병원장 정사영 박사가 쓴 『기적을 낳는 현미』에는 난치병을 고친 사람들의 사례를 59명이나 거론해 두었다.

3. 보약(補藥)보다는 면역강화를

집 안에 빈터가 있어 몇 그루의 유실수가 심어져 있다. 향나무를 심고부터는 석류나 모과가 열리지 않았다. 향나무에서 발생하는 적성병(赤星病)의 포자가 모과나 석류잎에 붙어서 잎에 노란색 얼룩점 무늬가 생기면서 이것이 커져 적갈색 얼룩점이 되고, 과실이 열리지 않았다. 그래서 향나무를 뽑아내고 대신 대추나무를 심었다. 잘 자라지 않던 대추나무에 새순이 나오면서 몰라볼 정도로 커졌다.

"당신, 혹시 대추나무에 비료 주지 않았어요?"
"나무가 너무 자라지 않는 것 같아서 요소 비료를 줬어요."
"안 주는 것이 좋았을 텐데……." 하고 그것으로 지나갔다.
며칠 뒤 아침에 출근하면서 보니 대추나무가 잎이 오그라드는 오갈병에 걸려 있었고, 대추나무 주위에 심어진 꽃들도 대부분이 오갈병에 걸려 있었다.

　비료를 주었을 때 이런 현상이 일어나는 것은 식물들도 자라면서 방어력을 키우면서 자라는데, 이때 갑자기 성장촉진물질과도 같은 질소질 비료가 과량으로 공급되면 식물의 조직세포들은 방어력을 잃고 성장에만 급급하여 조직이 엉성해진 상태가 된다.

　주위에서 침범의 기회를 노리던 바이러스나 세균들은 '이때가 기회다.' 하고 침범하면 그 성공률은 100%에 이른다. 만연된 해충이나 세균들을 막기 위해서는 농약을 살포해야 한다. 때에 따라서는 일주일이 멀다 하고 농약을 연달아 사용한다. 이렇게 많은 농약과 제초제를 볏논에 사용하다 보니 논 메뚜기가 사라진지 이미 오래다.

　70년대 초까지만 해도 시골 논에는 메뚜기가 많았다. 그것을 오랫동안 보지 못하다가 몇 년 전부터 시골 골짜기 논에는 쉽게 메뚜기를 볼 수 있게 되었다.

　볏논에 메뚜기가 있다는 것은 농약을 사용하지 않았다는 것이고, 농약을 사용하지 않았다는 것은 화학비료를 주지 않았다는 것이다. 벼에 비료를 사용하면 30%의 증수효과가 있지만 비료나 농약을 사용하지 않는 친환경 농산물을 수확하면 비싼 값에 판매가 이루어진다.

　근래에 와서 친환경 농산물이 각광받으면서 지역마다 농약을 사용하지 않아 메뚜기가 사는 논에서 수확한 쌀과 오리농법, 우렁이농법을 이용하여 생산한 쌀들이 많이 나오고 있다. 이런 쌀은 일반쌀 보다 30% 이상 높은 가격으로 판매가 이루어지므로 농민들은 도리어 이익이다. 그렇다 보니 넓은 단독 경작지나 골짜기 논에서는 메뚜기 있는 논이 많아졌다.

전에 볼 수 없었던 현상을 경남 언양의 산소에 매년 벌초하러 가면서 논에 많은 메뚜기를 보게 되었다. 이런 쌀을 백미로 먹지 않고 5분도 이하의 현미로 먹으면 그것이 보약이고, 면역강화를 위해서는 최고의 쌀이다. 그러나 많은 사람들은 이것을 마다하고 한 뿌리에 수백만 원을 호가하는 산삼을 사 먹고, 1개월에 몇백만 원씩 하는 식품까지 사 먹는 것을 보면 돈 중에도 눈먼 돈도 많아 이 돈들이 제대로 찾아갈 곳을 찾지 못하고 있다는 생각이 들기도 한다.

이 글에도 '보약(補藥)'이라는 용어를 사용하지만 우리 국민에게는 적절한 용어가 아니다. 국민소득 3,000달러 미만일 때는 못 먹어서 오는 병이 많았다. 그러나 1만 달러 이상이 되면 못 먹어서 오는 병이 아니고, 너무 잘 먹어서 오는 병들이 많다. 여기에 '보(補)' 하는 약재는 병을 더 유발시킬 수 있다. '보(補)'보다는 '사(瀉: 쏟을 사)' 하거나 '제(除: 버릴 제)' 하는 약재를 사용하는 것이 건강에 더 유익할 수 있다.

"손님은 보약을 드셔야 합니다." 하는 말보다는 "면역강화를 위해 좀 드셔야 하겠습니다." 늦은 감이 있지만 지금부터라도 이런 말로 바꾸어져야 한다.

면역강화라는 용어를 토양에 비유하면 토양에 유기질 함량이 풍부해서 따로 비료를 줄 필요가 없는 토양이다. 이런 토양에는 비료를 좀 주어도 식물의 조직세포가 강해져 있어 어지간한 병은 스스로 이기게끔 되어 있다.

우리 몸에 면역력이 강화되면 암세포가 침범해도 그것을 잡아먹는 자연 살해 세포(Natural Killer Cell)가 많아져 기를 못 쓴다.

충북 음성을 비롯한 여러 지역에서는 논에 우렁이를 키워서 잡초 제거와 함께 우렁이 배설물과 우렁이사체들이 유기질 비료가 되어 농약을 사용하지 않는 쌀을 생산하고 있다.

충남 홍성에 있는 풀무농업고등기술학교(대안고등학교)가 중심이 되어 시작한 오리농법도 지금은 전국적으로 확산하고 있다.

모 심은 지 보름이 되면 벼 뿌리가 활착되고, 주위에는 잡초들이 수없이 돋아나온다. 이때 부화한 지 20일쯤 된 새끼오리를 논 33㎡를 기준으로 해서 한 마리씩 넣어둔다. 물갈퀴의 오리발로 휘젓고 다니면 잡초들이 못 자라게 되고, 자란 잡초들을 뜯어 먹기도 한다. 그리고 눈이 밝은 오리들은 사람의 눈에도 잘 보이지 않는 3㎜ 크기의 벼물바구미, 저온성 해충인 벼잎벌레, 중국에서 날아온 벼멸구까지 모두 잡아먹는다. 또한, 오리의 배설물은 질 좋은 유기질 거름이 되므로 화학비료나 살충제가 필요 없다.

벼 뿌리마저 산소 공급으로 튼튼하다 보니 벼 밑둥치에 잘 발생하는 잎집무늬마름병(문고병)이나 이삭에 잘 발병하는 도열병도 없어서 살균제를 사용할 필요가 없다.

　화학비료나 농약을 사용하지 않은 이런 쌀은 모두 친환경적인 쌀이다. 이런 쌀도 껍질의 영양소를 모두 버리고 먹는다면 한마디로 말해서 "말짱 도루묵"이 된다.

　농약 없이 생산한 쌀을 정말 귀하게 여기고, 현미로 찧어서 6개월만 먹으면 변비도 없어지고, 조그마한 일에도 짜증 내는 히스테리적인 성격도 없어진다. 남을 믿지 못하고 의심이 많은 의심증 같은 우울증도 쉽게 없어진다.

　그리고 머리가 무겁고 집중력이 떨어지던 두뇌도 맑아져 공부를 하면 할수록 재미가 생긴다. 집중력이 더 증가되는 것은 체질이 바뀌면서 피가 맑아지고, 세포의 기능이 활발해졌기 때문이다.

　아침에 자고 일어나서 약병부터 먼저 챙기고, 출근할 때는 한 움큼의 약을 먹고 하루 일과를 시작한다면 자신도 피곤하고, 국가적으로도 피곤하게 만든다.

　건강하고 힘 있는 국민이 되면 국력에도 탄력이 붙어 더 강한 국가로 발전하게 된다. 그렇게 되려면 하나님의 건강법, 모세의 건강법을 지킬 때 세계에서 가장 활력 있는 국민이 될 수 있다. 이것은 분명한 사실이다.

4. 젊은이에게도 심각한

 1961년 미국 매사추세츠 주립병원의 화이트 박사는 병사(病死)나 사고로 죽은 25세 이하의 청소년 350명의 시체를 해부하여 조직학적인 검사를 하였다. 그 결과에 의하면 이들 350명의 혈관에는 한 사람의 예외도 없이 콜레스테롤이 침착되어 있음을 발견하고, 미국의 10대 소년들은 이미 노화되었다고 지적했다. 육식을 주식으로 하는 미국 청소년의 혈관이 벌써 노화하기 시작했다는 가장 확실한 실험적 증거라 하겠다.
 1961년 미국 청소년들의 콜레스테롤에 의한 혈관 노화 현상이 우리와는 무관하다고 할 수는 없는 일이다. 61년도에 우리나라 젊은이들의 혈관을 조사했다면 모두 한결같이 피도 맑고, 혈관벽도 깨끗하다는 결론이 나왔을 것이다. 그러나 지금 조사한다면 미국의 젊은이와 조금도 다를 바 없을 것이고, 오히려 심할 수 있다는 것이 필자의 지론이다.
 60년대만 해도 도정기술이 덜 발달하여서 현재 우리가 먹는 9분도, 10분도의 백옥같이 흰 쌀은 눈을 씻고 봐도 찾을 수 없었던 쌀이다. 집에서 만들어 먹는 국수는 통밀째 맷돌에 갈아서 만든 밀가루였기 때문에 색깔이 거뭇거뭇하였고, 맛은 지금 흰밀가루의 맛과는 완전히 달랐다. 여기에 애호박과 부추를 넣어서 만든 국수는 어찌나 맛있었던지 지금 그때의 국수 맛을 생각하니 나도 모르게 침이 넘어간다.
 경작하는 토양에는 유기질 성분이 풍부히 들어 있었고, 제초제를 사용하지 않았기 때문에 집 근처 밭의 흙을 파보면 지렁이를 흔히 볼 수 있었다. 그러나 지금은 어떤 밭의 흙을 파도 지렁이를 볼 수 없는 것은 토양이 농약에 찌들어 지렁이가 살 수 없을 정도로 병들었기 때문이다.

하나님은 식물의 제일 좋은 영양소는 모두 식물의 씨앗과 껍질에 두었다. 그러나 요즘 젊은 사람들은 사과껍질이나 오이껍질에 묻은 농약만 생각하고 그것을 먹으면 곧 죽을 것 같이 여긴다. 하나님은 이런 것까지 미리 아시고 그것을 해독시킬 수 있는 비타민, 미네랄, 효소, 섬유질을 모두 껍질에 두었다. 이것을 버리고 먹는 것은 해독시킬 수 있는 물질이 그 속에 없어서 오히려 농약 성분을 더 많이 먹게 된다.

시골에 있을 때 똘똘이라는 개를 키웠다. 똘똘이라는 이름을 붙인 것은 개가 너무 영리했기 때문이다. 쥐를 잘 잡았지만 먹지는 않았다. 만약 쥐를 먹었으면 쥐약 먹은 쥐를 먹기 때문에 오래 살지는 못했을 것이다. 쥐를 먹지 않은 덕에 똘똘이는 10년 넘게 우리와 함께 생활하면서 동물병원에 한번 가지 않았고, 아스피린 한 알도 먹이지 않았다.

'농촌의 넓은 마당에서 마음대로 뛰어다니고, 우리가 먹은 반현미식(5분도 쌀)을 먹었기 때문에 다른 개보다 장기에 중금속 함량이 덜 하지 않을까?' 하는 생각에서 부산에 이사 왔을 때 병원과 연구기관에 연구용으로 기증하려고 몇 곳에 전화를 하였지만, 탐탁지 않게 여겨 포기하고 말았다.

3_하나님의 처방

현미와 백미의 수은 함유량과 배출량

구 분	현 미	백 미
수은 함유량(1일 분량의 ppm)	0.09	0.04
배설물내 수은량(1일 분량의 ppm)	0.075	0.001
체내 잔류량(ppm)	0.015	0.035
배설물	88.3%	2.5%
피틴산(phytic acid) 함유량(100g중)	240	41

[출처: 지금의 식생활로는 빨리 죽는다(자료: 일본 오사카위생시험소)]
※ 현미가 백미보다 수은 함유량은 배 정도가 많지만, 배출량은 70배나 높다.

　우리는 지금 껍질을 알뜰히 벗긴 선악의 쌀과 밀가루, 과일을 배부르게 먹고 있으면서도 하루라도 고기를 먹지 않으면 배가 허전하다는 사람도 있다. 이런 습관들이 혈을 탁하게 만들고, 혈관은 노폐물 때문에 좁아지다 보니 신선한 혈액의 공급이 적어 40대 중반부터 고혈압약과 신경안정제를 찾는 사람이 많아졌다.

　밥 먹는 것보다 당뇨, 혈압, 심장병 약을 더 알뜰히 챙기는 사람도 매년 더 늘어나고 있다. 이 약들은 대부분 다국적 제약회사에 비싼 로열티를 지불하는 수입약들이어서 외화 낭비에도 엄청난 금액을 사용하고 있다.

　도시에 큰 건물이 세워졌다 하면 아파트나 대형할인점이고, 그다음이 병원건물이다. 우리의 식생활을 바꾸지 않는 한 대형병원을 짓고 또 지어도 부족할 수밖에 없다.

　모세와 같이 병 없는 건강한 생활을 원하면 식생활을 바꾸고,

건전한 사고(신앙생활)에 운동만 좀 해주면 병원이 필요 없는 건강한 생활을 영위하게 된다.

호세아 선지자는 "내 백성이 지식이 없으므로 망하는도다…….(호세아 4:6)" 하면서 통탄했다. 지금 건강에 관한 지식들은 너무 많이 알고 있지만, 하나님의 참 건강법을 모르기 때문에 질병으로 고생하는 사람들이 너무나 많다.

5. 독일의 패망과 육식

독일의 유명한 영양학자 포이트(Carl von Voit, 1831~1908) 박사가 성인의 1일 필요 영양섭취량을 발표한 바 있었다.

성인 1일 필요 영양섭취량 (포이트 박사 이론)

단백질	지방	당질	칼로리
118g	56g	500g	3,445kcal

성인은 이런 영양성분을 매일 섭취하여줄 때 건강할 수 있다고 독일 영양학계의 거두인 루브너(Max Rubner, 1854~1932) 박사까지 지지하므로 독일 사람은 이것을 믿지 않을 수 없게 되었다.

이 영양성분을 관심 있게 본 사람은 독일의 히틀러 총통이었다. 어떻게 하면 더 강한 군대를 만들어 전투지역에 신속히 배치할 수 있을까 하는 생각이 그의 머릿속을 항상 채우고 있었다. 이러한 정책적·군사적 목적으로 히틀러에 의해 아우토반(Autobahn, 고속도로)이 1933년부터 건설되기 시작했다. 독일은 전쟁에서 패했지만 그래도 고속도로가 남아 독일 경제에 크게 이바지하게 되었고, 1964년 독일을 방문하여 이것을 보고 온 박정희 대통령이 경부고속도로를 건설하는 용단을 내렸다.

독일 전역을 연결하는 고속도로를 건설한 히틀러는 이런 영양성분을 군인들에게 급식시키면 강한 군대가 될 것으로 여기고 곡류를 먹여서 키운 모든 가축을 군인들에게 공급하는 것을 최우선 정책으로 하였다. 이 당시 일반인에게는 고기가 귀하여서 군대에 가면 고기를 마음껏 먹을 수 있다는 소문이 퍼지자 군 입대 지원자들이 몰려들었고, 군대의 배식은 육식 위주로 짜여졌다.

6개월이 넘어서자 그 날렵했던 몸은 어디로 갔는지 찾아볼 수 없게 되었고, 모두가 둔한 몸이 되었다. 이때부터 심장병, 고혈압이 많아지기 시작했고, 제2차대전 후반 장기간 참호 안에 있던 군인들은 운동마저 없다보니 그 증세가 더욱 심해졌다.

전투에서는 모든 군인들이 전의를 잃고 항복하기가 바빴다. 제2차대전의 실패는 작전 참모나 히틀러에게 있었던 것이 아니고 고단백, 고칼로리를 주장한 포이트 박사와 루브너 박사가 독일패전의 일등공신이라는 말도 있다.

식품별 단백질 함량(100g당)

식품명	단백질(g)	식품명	단백질(g)
설탕	0	보리쌀	9.4
꿀	0.2	밀가루	11.5
고구마	1.4	달걀(전체)	11.8
감자	2.8	돼지고기(등심)	17.4
찰옥수수(생것)	4.9	닭고기	19.0
쌀	6.4	쇠고기(등심)	20.1
현미	7.6	콩(노란콩)	36.2

[자료: 식품성분표(농촌진흥청 농촌자원개발연구소, 2006)]

육류로 구성된 고단백질 섭취 이론에 대해서 의문을 제기했던 미국의 영양학자 치텐든(Russell H. Chittenden) 박사는 육류와 고단백질이 건강에 어떤 영향을 가져다주는지에 대한 연구조사를 진행하며 육류 식사를 즐기는 운동선수들에게 5개월 동안 채식을 기초로 한 음식만 제공하였다. 5개월 후에 그들의 건강을 비교 검토해 본 결과 선수들의 건강이 35%나 증진되었다. 또한, 미국 육군과 예일대학 운동선수들이 요구하는 단백질 필요량에 대해 실험한 바에 의하면 인체에 필요한 단백질 필요량은 일반적인 한 끼(112g) 식사에 충분히 포함되어 있음을 발표하였다. 이것보다 더 많은 양을 섭취하면 신장에 부담을 주게 된다고 경고했다.

저단백질에 대한 이론은 그 후 많은 학자들로부터 지지를 받았다. 그중에 대표적인 사람이 컬럼비아대학의 셔만 교수와 존스홉킨스대학의 맥컬럼 교수 등이다. 이들의 주장은 단백질의 섭취량은 필요하다고 생각하는 일반적인 양의 3분의 1로 감소시키면 도리어 건강해진다는 사실을 증명하기도 했다.

한편, 제1차 세계대전 당시 덴마크는 연합군의 독일군 봉쇄 작전으로 인해 육류를 비롯한 모든 수입이 차단되자 식료품 부족을 우려해 정부 영양분석연구소의 감독관이었던 미켈 힌드헤데(Mikkel Hindhede) 박사로 하여금 식량 공급 프로그램의 개발과 시행을 담당토록 하였다.

그는 곡물을 가축에게 먹여 고기를 생산하는 것을 중단하고, 가축에게 먹이는 곡물(감자, 밀기울, 보리 등)을 국민들이 먹도록 하였다.

그 결과, 전쟁으로 식량이 통제되었던 1917년 10월부터 1918년 10월까지 1년간, 코펜하겐의 질병으로 인한 사망률은 앞선 18년간의 평균에 비해 34%나 감소하였다. 더구나 발병률도 격감했으며 국민의 건강상태가 눈에 띄게 좋아졌다는 결과가 있다.

2차 대전 중에 노르웨이도 독일군에 의해 점령되어 국민들에게 고기를 공급하는 것을 급격히 줄일 수밖에 없었고, 많은 경우에 고기를 전혀 공급할 수 없었다. 그러자 순환기 질환으로 인한 사망률이 현저히 낮아지게 되었다.

하지만, 전쟁이 끝난 후 노르웨이인들은 전쟁 이전의 식사방식으로 돌아갔고, 그에 따라 질병으로 인한 사망률은 다시 상승하였다.

미국의 심장병, 고혈압 발생의 가장 큰 원인은 과도하게 섭취하는 육식 때문이라는 것이 여러 학자들에 의해 밝혀졌다. 세균에 대한 면역성을 높여주는 항체도 단백질로 되어 있다. 실지 알고 보면 암세도도 단백질이다. 암세포에 원료를 공급하면 암이 크게 확산하는데 이때 도와주는 물질은 동물성 단백질이다. 단백질이 체내에서 분해되면서 생산되는 아민(amine)이라는 물질이 발암물질이다. 이것이 체내에서 다른 물질과 결합하면 개성이 완전히 다른 발암성 물질로 변한다. 그래서 암 환자는 육류를 금해야 하는 것이 철칙이다. 그러나 방사선과 항암치료로 몸이 너무 쇠약해지면 보신해서 원기를 돋우라는 뜻에서 소화 잘 되는 개고기와 포화지방산이 적은 오리고기와 기타 육식도 권한다. 그렇지만, 이것이 체내에 들어가면 암세포만 확대시킨다.

암은 육류 단백질을 아주 좋아하는 대식가여서 들어오기만 하면 염치불구하고 다 챙긴다. 그렇다 보니 암 덩어리가 크면 클수록 몸은 쇠약해진다. 이것이 체내에 있는 60조의 세포에게 골고루 가야 할 모든 영양소를 암이라는 고약한 놈이 중간에서 다 챙겨 먹기 때문이다.

암이라는 진단이 나오면 환자는 어찌하였든 육류는 먹지 말아야 한다. 환자가 억지로 달라 해도 보호자는 독한 마음을 먹고 주지 않아야 한다. 그 대신 단백질은 콩이나 곡류에서 얻도록 한다. 백미 100g에는 단백질이 6.4g 들어 있고, 현미에는 7.6g의 단백질이 들어 있다. 쇠고기에는 20.1g이 들어 있지만, 노란콩에는 36.2g이라는 높은 함량의 단백질이 들어 있다. 육류 단백질에는 독소를 만들어 내지만, 식물성 단백질에서는 독소를 덜 만들어 낸다.

  항암치료가 끝나면 "먹고 싶은 대로 아무거나 다 드셔도 됩니다." 하는 의사 말에는 절대적으로 순응해도 필자의 말에는 먹혀들지 않는다. 그러나 10년 뒤에는 식생활에 대한 생각들이 많이 달라질 것으로 여긴다. 그때 가서야, 암 환자가 줄어드는 시기가 될 것이다.

암은 왜 발생하나

1. 암은 왜 발생하나

1) 암

70년대까지만 해드 암은 주로 40대 이후에 올 수 있는 병으로 여겼고, 대장암은 거의 없었던 병이다. 그러나 지금은 중학생이 자궁암으로 자궁을 들어내는 일이 있고, 대장암은 꼴찌가 서러웠던지 위암, 폐암, 간암 다음으로 많아졌다.

쌀도 덜 찧은 6분도, 7분도의 쌀을 먹고, 토양에 유기질 퇴비를 많이 사용했을 때는 암이 없었다. 그러나 완전 정백식인 9분도, 10분도의 쌀을 먹고, 과일은 껍질까지 알뜰히 벗기고 먹다 보니 우리의 세포막이 약해지면서 암세포의 공격에 약해진 상태이다.

대장암이 많아진 것은 섬유질의 부족 때문이다. 섬유질이 많은 음식을 먹게 되면 변(便)은 글자 그대로의 대변(大便)인데, 지금의 변들은 모두 힘없는 죽변(粥便)이다. 이런 변을 보면서 암이 발생하지 않는다는 것은 한마디로 어불성설(語不成說)이다.

부위별 암발생 비율 (단위:%)

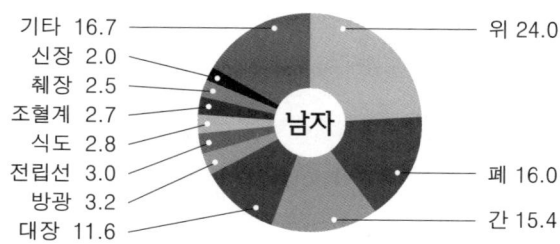

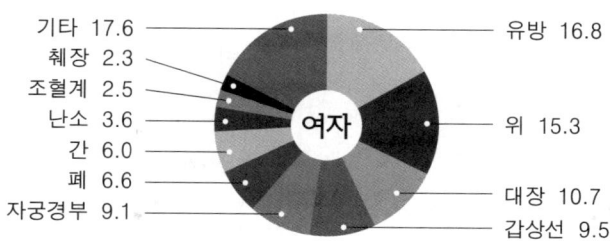

[자료: 2002년 중앙암등록통계]

섬유질 1일 권장섭취량은 남자는 30g, 여자는 20g 정도인데 (세계보건기구(WHO) 1일 섬유질 권장섭취량은 27~40g) 현재 우리나라 국민 1인당 1일 평균 섬유질(식이섬유) 섭취량은 19.8g으로 조사되고 있다. 필자는 섬유질을 하루 25g만 섭취해도 암을 예방할 것으로 여긴다.

1일 25g만 먹어도 죽변이 아닌 대변과 죽변의 중간변(中間便)을 보게 되고, 때로는 뒤처리 시 화장지에 하나도 묻지 않는 씩씩하게 생긴 대변도 볼 수 있다. 이런 변을 보았던 우리 조상들은 암이라는 병이 없었다.

식물의 껍질에는 암을 예방할 수 있는 미네랄, 비타민, 효소, 섬유질이 들어 있고, 이러한 성분들은 제독작용까지 하게 된다. 하지만, 흰쌀밥, 흰밀가루, 흰설탕에다 방부제, 향료, 착색제가 든 가공식품까지 좋아하게 되면 암 외에 다른 병까지 불러들이는 친절한 안내자 역할을 하게 된다.

세계보건기구(WHO)의 자료에 의하면 전체 암환자의 3분의 1은 예방할 수 있고, 3분의 1은 조기진단 및 조기치료가 가능하며, 3분의 1은 보조적 치료가 필요하다고 했다.

2) 암은 식원병(食原病)

이 용어는 1977년 7월 미국 상원 영양문제특별위원회가 병의 근원과 식생활에 대한 영양문제 등을 다각적으로 2년간 ('75년~'77년) 조사하여 발표한 5,000여 페이지의 보고서에서 나왔다. 이 보고서에서 '현대인의 식생활은 비자연적인 것으로 전락하였으며, 암, 당뇨병, 심근경색 등의 성인병은 물론 정신분열증까지도 잘못된 식생활에서 비롯된 식원병(食原病)'이라는 것을 결론 내렸다.

껍질 음식 외면이 암을 유발시키는 것은 껍질 외면이 곧 세포막을 약하게 만들기 때문이다. 세포막이 약해지면 세포막 주위에 맴돌던 유해물질이 쉽게 세포막을 침투하게 되고 여기에서 유해독소가 생겨 염색체 DNA의 염기배열에 변화를 일으킨다. 그 결과가 정상적이고 규칙적인 세포 증식의 균형이 깨져 세포의 형태가 완전히 비정상적이고 불규칙적으로 분열을 일으킨다. 이것이 독립적으로 매우 높은 증식성을 가지고 인체의 조직을 파괴하는 돌연변이 세포로 변화된다. 이 변화된 세포를 암세포라 한다.

이 암 조직은 성장 속도가 매우 빠르고 주위의 정상 조직을 파괴하며, 혈관이나 임파선을 통하여 신체 각 부분의 다른 조직으로 전이되어 수년에서 수개월 내에 인간의 생명에 치명적인 영향을 미치는 세포의 질병이다.

암은 영어로 'Cancer', 독일어로는 'Krebs'라고 부르는데 그 뜻은 모두 '게'를 의미한다. 그 이유는 암의 표면이 마치 게의 껍질처럼 울퉁불퉁하며 딱딱하고, 게가 옆으로 기어가듯 암세포가 번져나간다는 뜻에서 붙여졌다.

암은 한자에서는 병 녁(疒)안에 입 구(口)자 3개가 들어 있고, 그 밑에 뫼 산(山)자가 들어 있는 것이 암(癌)이다. 이것을 쉽게 풀이하면 암이라는 병(疒)은 먹고(口) 먹고(口) 또 먹어서(口) 산(山)과 같이 많이 먹어서 생긴 병이 암(癌)이라는 뜻이다. 이 내용은 대체의학연구가이자 시인인 박삼도 선생께서 잘 사용하는 문구이다.

자연의 영양소를 그대로 간직하는 1차 식품 위주의 식생활을 하고, 여기에 소식(小食)을 하면 절대 암은 안 걸린다. 절대라는 용어는 인간이 사용할 수 없는 용어라고 여겨지나 무례하게도 여기에 이 용어를 사용했다.

3) 암 예방을 위한 25가지 법칙 - Richard A. Passwater

(1) 담배를 피우지 말 것
(2) 될 수 있는 대로 신선하고 가공처리하지 않은 식품을 먹는다.
(3) 물은 질이 좋은 물을 마신다.
(4) 인공색소로 착색시킨 식품은 먹지 말 것
(5) 고기는 아질산염의 방부제를 넣지 않은 고기를 먹는다.
(6) 만일 오염지역에 살고 있다면 비교적 오염되지 않은 곳으로 옮겨 살 것
(7) 화학적으로 처리한 식품은 먹지 말 것
(8) 지나치게 도정하여 쌀눈이 없는 곡류는 먹지 말 것
(9) 지방은 너무 많이 먹지 말 것 - 특히 불포화 식물성기름
(10) 생활환경에서 발암물질은 피할 것
(11) 규칙적으로 운동할 것 - 이것은 당신의 면역계를 개

선해주고 호르몬 대사를 자극한다.
- (12) 불필요한 X-선은 피할 것
- (13) 태양광선에 너무 오랫동안 노출하지 말 것
- (14) 생야채나 과일 같은 식품은 잘 씻어서 먹는다.
- (15) 에어로졸 스프레이를 피할 것
- (16) 최후 수단이 아니면 살균제를 사용하지 말 것
- (17) 사카린 등 인공 감미제를 피할 것
- (18) 불필요한 의약품은 섭취하지 않는다.
- (19) 생활을 즐기는 방법을 연구할 것(밝은 생활)
- (20) 드라이클리닝한 의복은 입기 전에 공기를 잘 유통할 것
- (21) 새 플라스틱은 사용 전에 공기 유통시킬 것(비닐 같은 것)
- (22) 석면을 포함한 제품은 피할 것
- (23) 오염이 되었을 때는 항산화제인 셀레늄과 토코페롤을 다량 섭취한다.
- (24) 마늘을 많이 먹을 것 - 마늘에는 항암물질인 알리인(alliin)과 알리신(allicin)이 있다.
- (25) 자주 더운물에 오랫동안 목욕을 하여 신체 세포에 산소공급을 잘해 줄 것

※ 미국에서는 암의 1위가 전립선암이고, 2위가 폐암이기 때문에 담배가 1번으로 나온 것으로 여겨진다.

2. 중환자실과 예수 믿는 사람

권사님 한 분이 암으로 중환자실에 입원했다가 나와서 하는 말이 "장로님, 병원에 가보니 암 환자는 모두 예수 믿는 사람뿐이었습니다." 하기에 "기독교 병원이어서 교인들만 모였겠지요." 했지만 그럴 수 있다는 생각이 들었다.

목사님들은 교회에 말썽이 있어 분쟁이라도 있을까 여겨 항상 말조심, 입조심을 강조하다 보니 유머로도 스트레스를 풀 수 없는 곳이 교회이고, 때로는 유머도 천박한 언어로 보일까 싶어 조심하고 있다.

옛날에는 시어머니는 며느리 흉을 보면서 스트레스를 풀었고, 며느리는 시어머니 험담을 해서 스트레스를 풀었다. 고된 일을 하는 머슴들은 주인집 험담을 통해 스트레스를 해소했다. 지금은 결혼하면 바로 분가해 나가 생활하다 보니 시어머니는 며느리 흉을 안 하므로 스트레스 푸는 일이 줄어졌고, 며느리는 시어머니 흉할 것이 없어져서 스트레스 푸는 일이 반감되었다.

위의 내용은 험담해서 스트레스를 풀라는 뜻이 아니고 스트레스를 푸는 데는 이런 방법도 있다는 뜻에서 한 말이다.

예수 믿지 않는 사람은 언짢은 일이 생기면 나이트클럽에 가서 춤을 추며 풀거나 아니면 소주 몇 잔으로 해소시킨다. 그렇지만, 기독교인들은 풀 때가 없고, 한 가닥 의안은 교회에 가서 말씀 듣는 것인데, 그것도 "하라"는 것과 "하지 마라"는 설교 때문에 때로는 마음이 더 무거워질 때가 있다.

아는 사람을 열심히 정성들여 교회에 인도하여도 몇 번 설교 듣고는 발걸음을 멀리해 버리는 것은 구원의 확신을 가지기 전에 재미를 느끼지 못했기 때문이다. 성령만 충만하면 구원의 확신도 갖고 기쁨이 넘치겠지만, 현실은 그렇지 못하다. 그렇다 보니 바울 사도도 "항상 기뻐하라(데살로니가전서 5:16)"고 했다. 그 당시에는 기쁨이 없는 교인들이 많다 보니 바울 사도도 이 말을 한 것이다.

교회에서 중직자가 되려면 그 교회에서 벙어리 5년, 귀머거리 5년이 되어야 중직자가 될 수 있다는 것이 하나의 불문율로 되어 있다. 그렇다 보니 교회마다 환자들이 넘치고 있다.

교회에 환자가 없도록 하자면 목회자가 먼저 귀머거리가 되어야 한다. 들어도 못 들은 척, 알아도 모른 척하면 목회자가 스트레스를 덜 받게 된다. 지도자가 스트레스를 받으면 밑에 있는 사람은 덩달아 스트레스를 받게 되고, 목회자가 스트레스 받는 일이 없으면 교인들은 스트레스를 덜 받는다.

은혜 충만으로 교회가 뜨겁거나 초대교회같이 사랑이 넘치면 교인들은 스트레스를 받지 않는다. 스트레스를 받지 않거나 완전히 해소시켜 주는 교회를 찾기 어려운 것은 각자 개성이 다 다르기 때문이다. 자기가 바라는 이상형의 교회는 이 세상에 있는 교회가 아니고, 하늘나라에 있다고 여기고 신앙생활을 하면 그래도 스트레스를 덜 받는다.

기도가 뜨겁거나 찬양이 뜨겁거나 목회자의 메시지가 희망과 용기를 주는 메시지가 되어도 교인들은 거기에서 희망과 용기를 얻는다. 희망과 용기는 스트레스를 해소시키는 최고의 명약이다.

경북 영양 하면 옛날에는 범이나 살던 오지로 생각했고 실지 그러한 곳이다. 영양 시내에서도 한참 들어가 30가구 정도가 모여 사는 작은 마을의 교회에서 청소년 대 새벽종을 쳤다면 그 사람은 가정환경이 어려워 학교공부도 제대로 하기 힘들었을 것이다. 좋은 환경에서 공부할 수 있는 학생이었으면 교회에 가서 종 칠 시간즈 여유도 없고, 그렇게 뜨거운 신앙도 갖지를 못한다. 가정이 어렵다 보면 매달릴 곳은 하나님밖에 없으므로 남다른 신앙을 가질 수밖에 없다.

필자 역시 새벽종을 쳐보았던 사람이고, 때로는 밤늦게까지 기도도 했던 사람이다. 필자도 새벽종을 쳤지만 그분은 어떻게 해서 대형교회의 목사님이 되고 나는 그저 그런 사람이 되었을까? 하고 생각해본 적이 있었다. 그분은 말씀마다 하나님의 은혜라고 했다. 실지 하나님의 은혜가 아니고서는 이룩할 수 없는 일이다.

필자 역시 공식 리포트 한 장 써 보지 못한 사람이지만 몇 권의 책을 썼고, 작은 제조업체의 사장에 몇 개 단체의 회장까지 맡고 있다. 대학도 가지 못한 사람이 의사들 앞에서 강의하고, 교수들 앞에서 강의할 수 있었던 것은 필자로서도 하나님의 은혜가 아니고서는 말할 수 없는 일들이다. 그러나 필자는 그 목사님에 비하면 비교대상도 안 되는 사람이지만, 김해용도 대단한 일을 했다고 자찬할 때가 있다. 제 자랑해서 죄송하지만…….

하루는 TV에서 그 목사님의 설교를 듣고 그 목사님의 성공

(목회자에게 성공이라는 용어는 옳지 않은 용어)의 비결은 바로 거기에 있었다는 것을 발견했다. 수만 명이 출석하고, 한국만이 아니라 세계에서 새벽기도에 성도가 제일 많이 나오는 교회이면 부목사들도 많아서 설교 원고 부탁만 하면 명설교의 원고도 갖다 줄 것이다. 그렇지만, 그것을 마다하고 설교만은 본인이 직접 작성한다고 했다. 그 이유는 "우리 교회 교인의 3분의 1은 경제적으로나 개인사정으로 희망을 잃은 교인들이다. 교인 중 몇 %는 오늘이라도 당장 죽었으면 하는 분들인데 그분들에게 희망과 용기를 주기 위해서 일주일 내내 고심한다."고 했다. 교인들의 심정을 정확히 파악하고 거기에 맞는 메시지를 전하려고 노력한다는 것을 알았을 때 경상도 말로 "맞다, 맞데이!" 하면서 그 교회가 부흥할 수 있었던 원인을 발견할 수 있었다.

경북 영양 이야기가 나오고, 새벽종 치는 이야기가 나왔으므로 벌써 목사님의 이름과 교회 명을 짐작하겠지만, 더 분명히 밝히면 명성교회 담임 목사이신 김삼환 목사의 이야기이다.

3. 제발 암만은

사람은 어떤 병에도 걸리지 않아야 한다. 그중 치매, 중풍이 그렇고 암이 그렇다. 치매, 중풍은 자신에게도 불행이고, 가족들에게도 불행이다. 며칠 앓다가 죽는 병이 아니고, 수년에서 십수 년간 고생하는 사람도 있다. 치매는 스트레스를 모르는 병이다 보니 얼굴색은 가족들 중에서 제일 좋지만 기억상실로 인해 문밖으로 조금간 나가도 집을 찾아오지 못한다.

중풍도 머리가 허옇게 되어 살만큼 살다가 중풍이 오면 그래도 한결 덜한 터, 30~40대의 젊은 나이에 중풍환자가 되어 마비된 손을 흔들면서 걷기 연습하는 모습은 정말 안쓰럽게 보인다.

나이가 많거나 적거나 암은 발병하지 않아야 한다. 병이 오면 고통이 따르고 죽을 때의 모습은 가족들에게도 보이기 싫을 정도가 된다. 1인실 병실을 사용하면서 '면회사절'이라는 글을 병실 앞에 써 붙이기도 한다. 이렇게 써 붙인 것은 환자의 흉한 몰골을 타인에게 보여 주기 싫어 임시방편으로 써 붙인 것이다. 그것을 보고도 병실 안으로 들어가려고 하는 것은 환자와 그 가족에게 실례가 되므로 그때는 안내실이나 간호실에 가서 메모지를 얻어 "면회 왔지만 면회사절이라는 글이 있어 그대로 돌아갑니다. 빠른 회복을 바랍니다. ○월 ○일 ○○○"라고 써서 입원실 문 밑으로 밀어 넣고 오는 것이 도리어 방문자의 예의다.

필자와 친면이 있던 중소기업체 사장 K씨는 누구보다 건강하다고 자부하던 사람이었고, 실지 그러했다. 그와 팔씨름하면 이길 사람이 없었고, 일주일에 2일 정도는 조깅을 하고, 보름마다 한 번씩은 등산을 했다. 등산을 가면 자기를 따라올 사람이 없고, 등산을 해도 산행 20km 정도는 해야 등산하는 맛이 있다고 하던 사람이다. 식사는 어떻게 하느냐고 했더니 자기는 남보다 칼로리 소모가 많아서 그것을 보충하기 위해서 가족들과 일주일에 2번씩은 외식을 한다고 했다. 그 양은 어느 정도 되느냐 했더니 자신은 고기를 좋아해서 한번 먹으면 보통 3인분 정도는 먹는다고 했다. "그렇게 많이 먹는 것은 좋지 않으니 줄이십시오." 했지만 그렇게 먹어야 한다고 하는 데 더 할 말이 없었다.

한동안 만남이 뜸해진 뒤 근황을 알고 보니 위암수술을 받았고, 두 번째 면회 갔을 때는 70kg의 체중이 절반도 안 되는 30kg정도로 믿어지지 않는 체중이었다.

병도 저항력이 있을 때 고치게 된다. 먹은 음식물의 영양소가 피와 근육의 세포에게 가야 하는 것이 모두 암세포로 가서 몸은 점점 야위어간다. 이렇게 되면 어떤 병도 고쳐내지 못한다.

평소에 현미식을 하면서 그 정도의 육식을 해도 암은 빨리 오지 않았을 것인데 K씨는 정백식에 육식을 했으니 대장 속에는 유익균보다 해로운 균을 더 키워놓았던 것이다. 거기에다 재산 문제로 형제들 간의 사이가 좋지 않아 법정문제로 번질 단계여서 스트레스도 많이 받았을 것이다.

암이 발생해도 종양이 1년 사이에 갑자기 커지는 것이 아니고 보통 7~8년이 되어야 지름 1cm 정도의 크기가 되지만, 여기에 스트레스를 받으면 불에 기름을 끼얹는 것 같아서 2~3년만 되어도 치명적으로 커지면서 전이까지 된다.

K씨는 한창 일할 50대에 유명을 달리했고, 그의 부인도 1년 뒤 같은 암이 발병하였다. 수술 후 경과가 좋다는 이야기가 있

었지만, 6개월 만에 운명했다. 남편을 잃은 상심(傷心) 때문에 같은 암이 왔다고도 할 수 있지만, 그것보다는 같은 식생활을 하면서 같은 독소를 몸 안에 만들어 두었기 때문이다.

하나님을 믿으면 남들보다 건강관리도 잘해야 할 의무가 있다. 몸에 해로운 술, 담배를 하지 않는데도 평균수명을 살지 못하거나, 모세와 같이 생로사(生老死)는 못해도 죽을 때만은 병으로 고통스러워하거나 추한 모습으로 죽지는 않아야 한다.

미국 암 권위자 10명의 식사방법

미국에서 암의 10대 권위자들은 다음과 같은 식사를 통해 암을 예방하고 활기찬 생활을 하고 있다.

1) 토마스 스러거 박사(국립 피부암 연구소 피부암 연구주임)
   ① 맥주, 소시지를 먹은 다음 마지막에는 오렌지주스를 마신다.
   ② 적황색 채소(당근, 토마토 등)를 많이 섭취한다.
   ③ 동물성 고지방 식사와 고칼로리 식품은 될 수 있는 한 먹지 않는다.

2) A.D. 읍튼 박사(국립 암연구소 소장)
   ① 비타민C와 복합 비타민제를 복용한다.
   ② 동물성 지방은 가능한 한 피한다.
   ③ 섬유질이 많은 녹색 채소를 많이 먹는다.

④ 아침식사는 겨를 넣은 조식용 시리얼을 먹는다.

3) E. L. 와인더(Ernst L. Wynder) 박사(미국 보건재단 회장)
① 고섬유질 식사는 결장암 예방에 중요하다.

4) B. F. 비르드 박사(전 미국 암학회 회장)
① 과잉 동물성 지방은 피한다.
② 발암물질이라고 증명되는 식품첨가제를 피한다.

5) P. R. 리(Philip R. Lee) 박사(전 교육보건과학 담당차관)
① 먹는 육식의 양을 줄인다.

6) E. M. 휄런(E. M. Whelan) 박사(암 예방 출판물 저자)
① 고지방, 영양 과잉이 유방암의 발생 원인이 된다.

7) A. 홀렙 박사(미국 암학회 본부 의료문제 담당이사)
① 비타민C와 다른 비타민류의 1일 최저필요량은 식사를 통해 섭취한다.
② 여성의 비만은 유방암과 깊은 관련이 있다.

8) L. C. 폴링(Linus Carl Pauling) 박사
   (의학과학 연구소장, 노벨상 2회 수상자)
① 암 발생률은 영양의 개선으로 대폭 감소시킬 수 있다.
② 매일 비타민C를 10g 복용한다.

③ 비타민A와 기타 비타민류도 1일 최저필요량의 몇 배를 섭취한다.

④ 금연, 정기적인 운동을 한다.

9) R. J. 윌리엄스(R. J. Williams) 박사(생화학 교수)

① 설탕과 과량의 알코올은 피한다.

② 오염된 식품을 피한다.

③ 종합 비타민제와 미네랄을 복용한다.

④ 1일 약 5km의 보행을 한다.

10) J. H. 놀레스(J. H. Knowles) 박사
  (록펠러재단 이사장, 전 종합병원 이사장)

① 1일 비타민C 3g과 비타민B 복합제를 복용한다.

② 식사는 지방을 피한다.

③ 채소 같은 섬유질이 많은 것을 먹는다.

④ 8시간 정도 수면을 취한다.

⑤ 주 4회 정도 운동을 한다.

11) 공통점

① 10경의 권위자들은 동물성 식사를 피한다.

② 금연한다.

③ 일정시간 운동을 한다.

④ 식물성 곡식과 채식을 하면서 암을 예방한다.

『바이블과 채식건강(조현 著)』 참고

4. 검진이 암 예방의 전부인가

　오늘 아침 신문에 "담배 끊고 백신 맞고 검진 받으면 암 70% 예방(2007. 6. 13 ○○일보)"이라는 대문짝만 한 제목의 기사가 실렸다.
　치과에 가면 매년 치아 검사를 받도록 권유하고, 안과나 이비인후과에 가도 그런 말을 듣게 된다. 위장이나 대장에 이상이 있어 병원에 가도 "매년 내시경 검사를 받도록 하십시오." 하는 의사의 친절한 말을 듣게 된다.
　소변보는 데 이상이 있어서 병원을 찾으면 나이가 있으니 정기적으로 전립선 검사를 받으라고 한다. 중년 여성이 병원에 가면 의무적으로 자궁과 유방 검사를 1년에 한 번씩 받도록 권유하고, 뼈가 약하다고 하면 매년 골밀도 검사를 받아야 한다고 말한다.
　조기검진으로 암을 70% 예방할 수 있다는 것은 너무나 옳은 말이다. 그러나 의사의 말에 다 따르다 보면 1년 12개월 중 1개월 정도는 병원 문턱이 닳도록 출입을 해야 한다.
　조기검진에서 생명을 구하는 사람도 있다. 대장암을 앓는 친구의 병문안을 갔다가 친구가 "장에 이상이 있다고 여겼을 그때 장 검사를 했으면 초기 발견으로 쉽게 나을 수 있었을 병을 소홀히 생각한 탓에 3기까지 갔다."고 했다. 자기도 장에 이상이 있는 것 같아 친구의 권유로 대장암 검사를 받았는데 다행히 발병 초기여서 수술로 쉽게 나았다는 예도 있었다.

병원을 찾아 조기검진을 한다고 해서 완벽한 건강체가 될 수 있는 것은 아니다. 검진한 병 이외에 다른 병 때문에 병원을 찾다 보면 1년 중 5분의 1 정도는 병원과 친숙해야 한다. 그것도 건강한 체력이면 모르겠지만 허약하면 도리어 병원에서 병을 얻을 수도 있다.

유대인의 탈무드에 "고기를 잡아주기보다는 고기 낚는 법을 가르치라."는 말이 있다. 암 예방은 검진이 최고의 방법이 아니라, 식생활 즉, 하느님이 원하는 식사방법이 최고의 예방법이고 치유방법이기도 하다. 고기 낚는 법을 배우지 않으면 나중에 고기를 잡아주는(병원) 사람(의사)의 도움이 또다시 필요하다. 그러나 고기 낚는 방법을 터득하면 누구의 도움 없이 스스로 병을 예방할 수 있다.

껍질음식을 선호하면 모든 암은 자연히 예방되는데, 올바른 길을 숨겨놓고 찾아가기 어려운 길만 가르쳐주고 있다.

70년대 중반까지만 해도 위암, 대장암, 유방암 등 암이라는 병은 거의 없었다. 여기에 대한 해답으로 그 당시는 수명이 짧았기 때문에 암이 없었지만, 수명이 연장되고부터 암 발생도 연령에 비례해서 많아졌다고 한다. 그럴듯한 논리이다. 하지만, 초등학생이 골수암이 생기고, 생리가 시작된 여학생이 유방암이 생기고, 자궁암이 발생하는 것은 무엇으로 대답할 것인가?

미국 하버드의대 알렉산더 리프(Alexander Leaf) 박사가 1970년부터 세계 3대 장수지역인 에콰도르의 빌카밤바(Vilcabamba) 마을, 히말라야 산중에 있는 훈자(Hunza) 마을,

구소련 남부 코카서스 지방의 압하지아(Abkhasia)를 직접 방문한 내용을 『Youth in Old Age』라는 제목으로 출간했다. 이 책을 1978년 연세대학교 교수였던 이길상 박사가 『세계 장수촌 탐방』이라는 제목으로 번역했다.

그곳에 사는 100세 이상의 고령자들에게는 미국에 많이 있는 성인병이 없었고, 암 환자는 찾아보려고 해도 찾을 수가 없었다.

파키스탄의 영양학자 알리(Magsood Ali) 박사가 조사한 훈자 마을 성인 남자 55명의 1일 평균 영양섭취량

단 백 질	지 방	당 질	칼 로 리
50g	36g	354g	1,923kcal

훈자 마을의 성인들은 고기와 우유 섭취량이 먹는 음식물의 1.5%에 불과했지만, 성인들의 평균 수명이 100세 이상이었고, 그들은 한가하게 경로당 같은 곳에 모여 시간을 허비하는 것이 아니라 농업에 종사할 정도로 모두 건강체였다.

에콰도르의 영양학자 벨라(Guillermo Vela) 박사가 조사한 세계 3대 장수촌 중의 하나인 빌카밤바(Vilcabamba) 마을의 식생활은 성인들의 동물성 단백질 1일 섭취량이 12g에 불과할 정도로 열악했다. 그러나 영양실조에 걸린 사람이 없었고, 비만한 사람도 없었다고 했다.

벨라 닥사가 조사한 빌카밤바의 1일 평균 영양섭취량

단 백 질	지 방	당 질	칼 로 리
35~38g	12~19g	200~260g	1,200kcal

성인 1일 1,200kcal의 섭취는 우리가 평소 섭취하는 양의 절반이거나 아니면 3분의 2가 된다. 그렇다고 보면 우리는 지금 너무나 잘 먹고 있다. 이것은 건강을 위한 것이 아니고 도리어 질병을 위한 것이 된다.

그렇다면, 암의 근본적인 예방은 조기검진에 있는 것이 아니라 하나님이 원하는 현미식이나 통밀식, 껍질째 먹는 먹거리에 있다.

"피는 생명"이라고 했다. 생명이 되는 피가 깨끗하면 암이 발병을 원해도 발병하지 않는 병이다. 혈의 혼탁은 잘못된 음식과 뼈를 썩게(잠언 14:30)까지 하는 독성을 가진 스트레스에 의해 온다. 이 두 가지만 막으면 암은 100% 발생하지 않는 병이다.

암 예방을 위해 "조기검진, 조기검진!"만 크게 외칠 것이 아니라 고기 낚는 방법만 가르쳐주면 모든 암에서 벗어날 수 있다.

5. 급증하는 대장암

근래에 와서 급증하고 있는 암이 대장암이다. '평소 섬유질을 많이 섭취하면 장을 활발하게 움직여 줌으로써 장이 깨끗해지고, 장에 정체하는 시간이 짧아져서 독소가 덜 발생하므로 위암이나 대장암은 잘 발생하지 않는다. 그중에 대장암은 더욱 발생하지 않는 병이다.' 중·고등학교 생물교과서에 섬유질에 대해서 이렇게 짧은 글 몇 자만 쓰여 있어도 지금 증가하고 있는 대장암은 쉽게 막을 수 있을 것이다. 이러한 교육이 없다보니 이런 이야기를 하면 사이비 학설같이 생각하고 받아들이지 않는다. 그렇다 보니 장전문의가 대장암으로 고생하기도 한다.

대장의 길이는 약 1.5m, 지름 5~6㎝으로 소장 다음으로 긴 장이다. 소장의 길이는 6m, 굵기는 지름이 2~4㎝이다. 대장으로 보내지는 내용물은 절반이 유동성으로 90~95%가 수분을 함유하고 있다. 대장으로 조금씩 통과함에 따라 수분이 줄어져 직장까지 왔을 때는 수분은 70% 정도가 된다. 80% 이상이면 설사이다. 변의 70%는 수분이고, 나머지 30%는 음식물의 찌꺼기이다.

위 내에서 음식물이 정체하는 시간은 2~4시간이고, 십이지장과 소장에서 정체하는 시간은 6~8시간이다. 대장에서 정체하는 시간은 10시간이 넘는다. 대장 속 세균의 종류는 100여 종이 넘고, 세균의 수는 우리 몸의 세포보다 많은 100조에 이른다. 이 속에는 나쁜 균도 많지만, 유익한 균도 많은 것이 대장이다. 하수처리장과 같은 대장의 찌꺼기에서 세균이 차지하는 비율은 7% 정도가 된다.

식품별 섬유질의 종류

식 품	섬유질의 종류	작 용
미역, 다시마	알긴산 (alginic acid)	물에 녹고, 유해 중금속 배출, 혈중 콜레스테롤 수치 저하
곡식류, 채소	셀룰로오스 (cellulose)	대장 내의 정체시간이 짧아 변비에 좋고, 대장암을 일으키는 유해독소를 흡수하므로 대장암을 예방
사과, 오렌지	펙틴(pectin)	장을 부드럽게 하고, 콜레스테롤 수치 저하
곤약, 토란, 마	만난(mannan)	소장 상부를 통과하면서 콜레스테롤 수치 저하

  음식물의 찌꺼기가 대장에 머무는 시간이 길다 보니 우리가 음식물을 섭취해서 배설하기까지는 보통 24시간이지만, 섬유질의 부족으로 장의 연동작용이 주(?)으면 72시간 만에 변을 보기도 한다.

  필자가 집에서 식사를 하면 24시간마다 정시에 변을 보게 되고, 해결 시간은 5분 이상 걸리지 않는다. 그러나 외식을 하고 나면 독한 가스냄새를 풍기고, 출장으로 며칠 외식을 하면 매일 보던 변을 하루 건너뛰어 이틀 만에 보기도 하고 일 보는 시간도 길어진다.

음식물이 소화되는 시간

음 식 물	소화되는 시간
보리밥 흰 죽 과 일	1시간 45분
쌀 밥 생 선 채 소	2시간~2시간 30분
스테이크 돼지고기 쇠고기 전골	4시간

 곡류가 썩을 때는 냄새가 적지만, 육류나 생선이 썩을 때는 냄새가 많이 난다. 이것은 장내(腸內)에서 일어나기 때문에 잘 못 느끼겠지만 소화되는 과정에서는 냄새가 나기 마련이다. 육류에 많은 황은 황산을 만들어내고, 단백질에 많은 질소는 유독가스를 더 만들어 낸다.

 육식을 하며 채소를 많이 섭취하지 않았을 때는 다음 날 가스의 냄새가 심하고, 당질이 많은 흰쌀밥과 같이 먹었을 때는 당질과 단백질이 결합하여 유독가스를 더 만들어 낸다. 고기를 먹었을 때 밥을 먹지 않는 것이 오히려 장 내 유독가스를 덜 만들게 한다.

 장에서 유해물질이 장시간 머물면 거기에서 내뿜는 독소가 장내벽을 자극한다. 그것도 1~2년이 아니고, 몇십 년씩 지속되다 보면 장의 유익균이나 내벽의 세포도 더는 견디지 못하고 그들의 영역을 허락해주게 된다. 이것이 조직의 대 반란자 암이다.

2005년을 기준으로 해서 신규 암 환자수 순위도 많이 바뀌었다. 이전까지 우리나라에서는 위암 신규환자수가 제일 많고 그 다음이 폐암 신규환자수였는데, 대표적인 서구형 암인 대장암이 폐암을 밀어내고 두 번째를 차지했다. 이대로 가면 몇 년 지나지 않아 위암과 쌍벽을 이루지 않을까 하는 생각이다.

2005년 신규 암 환자수(명)

순위	전 체	남 자	여 자
1	위암 (2만3125)	위암 (1만5381)	갑상선암 (9634)
2	대장암 (1만5233)	폐암 (1만322)	유방암 (9513)
3	폐암 (1만4089)	간암 (9651)	위암 (7744)
4	간암 (1만2717)	대장암 (8770)	대장암 (6463)
5	갑상선암 (1만1157)	전립선암 (2579)	폐암 (3767)

[자료: 국민건강보험공단]

여성에게 제일 많았던 유방암을 밀어내고 급상승한 암이 갑상선암이다. 2001년만 해도 갑상선암이 순위로는 7번째였으나, 4년 뒤인 2005년에는 1위가 되었다. 갑상선암은 여성이 남성보다 6.3배나 많은 암이다.

신촌세브란스병원 외과 박정수 교수는 "갑상선암 환자가 급증한 것은 환경호르몬의 영향이라는 의심도 있지만, 초음파 검사 등 진단기술이 발달해 미세한 암도 찾아내기 때문이다."는 해석을 내렸다.

유럽에서는 전체 인구의 2%, 북유럽의 스웨덴에서는 3%가 암 환자이다. 늦게 민주주의국가에 입성한 폴란드는 국민소득도 낮다 보니 육식의 섭취량도 적어 암 발생률도 1%로 낮아진 것이다. 그들의 경제성장이 향상되어 육류 소비가 많아지고, 정백식을 좋아하게 되면 암 발생률도 높아질 수밖에 없다. 현재 우리나라는 폴란드보다는 높고, 유럽보다는 낮은 1.2%가 암 환자이다. 이것은 100명당 1.2명이 암 환자라는 뜻이다. 우리나라가 그래도 서유럽보다는 낮다고 보건기관의 정책입안자들은 다소 위안을 하는 모양이다.

예전, 가난 때문에 쌀밥보다 보리밥을 더 많이 먹었던 시절에는 당뇨나 비만한 자도 없었고, 대장암도 없었다. 지난 60년대 우리나라 당뇨병 환자 비율은 0.2%에 불과했지만, 90년에는 3% 이상으로 증가하였고, 2003년에는 전체인구의 5.9%(286만402명)가 당뇨병을 가진 것으로 파악됐다.['2007 한국인 당뇨병 연구보고서' -대한당뇨병학회]

이런 병들은 식생활이 서구화되면서 급격히 많아진 것이다. 우리가 껍질 음식을 선호하지 않는 한 당뇨나 대장암은 많아질 수밖에 없는 병이다.

정백식을 외면하고 있는 안식교, 모르몬교, 유대교에서는 당뇨나 대장암은 거의 없다. 이들 가운데 당뇨나 대장암이 발생했다면 그 사람은 그들의 규칙을 잘 지키지 않는 사람으로서 그 종파에서는 이단자와 같은 자이다. 그들의 식생활을 본받는다면 당뇨나 암 같은 병은 거의 오지 않는다.

6. 체질강화에는 콜레라균도

필자가 아는 한의사 한 분은 강한 약성이 있는 약재는 아예 쓰지 않고, 면역을 강화시키는 쪽으로 해서 상약(上藥, 장기간 사용해도 해가 없는 약) 처방만을 내린다고 했다. 이렇게 하기까지는 많은 고심이 있었지만, 독일에 가서 아이디어를 얻으면서 결단을 내렸다고 했다.

독일에 가보니 의사들은 주사나 항생제는 거의 사용하지 않고, 면역 강화 위주의 약들을 사용하여 치료하는 것을 보고 놀랐다고 했다. 독일이 이렇게 되기까지는 많은 어려움이 있었지만, 그중에서도 독일 뮌헨대학교의 페텐코퍼(Max Von Pettenkofer. 1818~1901) 교수의 영향이 컸을 것으로 나름대로 생각해 보았다.

이 당시 세계적으로 큰 영향을 주고 있던 학자는 프랑스의 화학자 파스퇴르(Louis Pasteur, 1822~1895)였다. 파스퇴르는 효모에서 알코올을 만들어 냈고, 포도주의 산패를 막는 저온살균법을 개발해서 포도주 생산업자들에게 많은 도움을 주었다. 그리고 탄저병과 패혈증(敗血症)의 병원체를 밝혀 모든 병은 세균, 바이러스에 의해서 발병한다는 '세균설'을 주장했다.

파스퇴르의 명성은 너무나 유명했기 때문에 파스퇴르의 연구소에서 발표한 학설은 오류가 없는 완벽한 학설로 받아들이다 보니 여기에 반론하는 자는 곧 학계의 이단자로 또는 삼류 학자로 취급당하는 시대였기 때문에 파스퇴르 학설에는 반론자가 없었다.

여기에 유일하게 반기를 든 학자는 독일의 페텐코퍼 교수였다. 그는 사람의 몸이 산성체질이 아닌 알칼리성체질이면, 아무리 세균이나 바이러스가 몸속으로 침입해 들어와도 그 세균이나 바이러스가 체내에서 번식할 수 없기 때문에 사람은 병에 걸리지 않는다는 '체질설'을 주장했다.

학계에서는 따돌림을 당하더라도 자기가 가르치는 제자만이라도 자신의 이론을 지지해주면 그래도 교수로서 한결 위안이 되고 힘이 되겠지만 현실은 그렇지 못했다. 페텐코퍼 교수의 제자들도 교실과 연구실에서는 자기의 이론을 받아들이는 것 같이 보이다가도 교실 밖에만 나가면 "우리 교수는 자기 아집에 너무 빠져있어. 자기 이론에 너무 도취해서 헤어나지 못하는 불쌍한 교수가 되었다."는 말로 교수를 이상하게 볼 정도였다.

여기에 오기가 오른 페텐코퍼 교수는 1892년 파스퇴르의 '세균설'과 R. 코흐(R. Koch, 1843~1910)의 '콜레라균설'에 반박하여 무려 1,000여명의 사람을 감염시킬 수 있는 양의 콜레라균 배양액을 직접 마셔 보였다. 그는 콜레라의 유행에는 균만이 아니고 환경과 개인의 건강도 작용한다는 것을 증명하기 위해 목숨 건 실험을 감행한 것이었다. 결국, 그는 자신의 주장대로 몇 차례의 가벼운 설사 후에 완쾌되었다.

이것은 115년 전 독일에서 있었던 이야기이다. 이 일이 있고부터 독일에서는 의학에 대한 개념이 달라지기 시작했다. 면역력이 강하면 병원균이 들어와도 맥을 못 추고, 병을 이길 수도 있게 된다. 이것이 득일을 항생제 개발 강국보다 면역력을 높여 치료케 하는 치유 쪽으로 발달하는 나라가 되었다. 이러한 사실이 한국의 한의사에게도 영향을 미쳤다는 생각이 들었다.

5 식품에도 짝이

1. 음식에도 짝이 있다

　음식이 둘 이상 합쳐져 몸에 들어가서 잘 맞을 때 짝이라는 말 대신에 궁합이라는 말을 많이 사용한다. 이 말은 98년도에 유태종 교수의 『음식궁합』이라는 책이 출간되면서부터 대중적으로 사용된 용어로 알고 있다.
　우리 기독교인들은 이 용어를 사용하지 않아야 한다. 궁합(宮合)은 혼인할 신랑·신부의 사주(四柱)를 오행(五行)에 맞추어 상생(相生)과 상극(相剋)을 보아 길흉을 점치는 하나의 방술(方術)이다.
　궁합에는 십이지(十二支)에 따른 겉궁합과 오행에 따른 속궁합이 있다. 한국에서는 혼인이 성립 시 남녀의 생년월일을 보고 두 사람이 십이지와 오행에 맞으면 궁합이 맞다 하여 택일을 정한다. 맞지 않으면 사주의 살(煞: 죽일 살)이 끼어 불길하다 해서 다 되어가던 혼인을 파하기도 했다. 궁합이 맞아서 결혼했으면 행복하게 잘 살아야 하는데 그렇지 못한 사람이 우리 주위에 많은 것을 보면 궁합도 하나의 미신으로 보아야 할 것이다.

그렇다고 보면 이 궁어를 식품 용어에 사용하는 것은 합당치 않고, 짝이라는 말로 사용해야 한다.

닭고기 + 무 초절임

우리 속담에 "헌 짚신도 짝이 있다."는 말이 있듯이 음식에도 분명히 짝이 있다. 아이들이 좋아하는 프라이드치킨이나 양념치킨을 시키면 거기에 따라오는 것이 무 초절임이다. 맛은 짜면서 시큼하다. 시큼한 맛은 식초를 많이 넣은 맛이다.

닭고기는 산성식품이고 포화지방산이 많은 식품이다. 여기에 시큼한 맛을 내는 무 초절임은 강한 알칼리성식품이다. 이것이 들어가면 중화작용이 일어나면서 소화도 잘 되고, 육식을 했을 때 다음날 심하게 나오는 가스도 한결 덜 나온다.

치킨에 이것을 누가 처음 도입했는지는 몰라도 치킨에 대한 역사를 논하게 되면 무 초절임을 개발한 사람의 이름도 분명히 거론되어야 할 것이다.

떡 + 동치미

"떡 줄 사람은 생각도 않는데 김칫국부터 마신다."는 말도 짝이 있는 말이다.

곡류에는 인(P) 성분이 많아 모두 산성식품이다. 곡류로 만든 떡, 과자, 술도 산성식품이다. 곡류에는 인이 많은 대신 채소나 과일에는 칼륨(K)과 마그네슘(Mg)이 많이 함유되어 있어 모두 알칼리성식품이다. 특히 백설기는 수분이 적어서 들어가면 체하기 쉽다. 그러나 시원한 동치미국물과 같이 먹으면 체하는 일이 없다. 떡은 산성식품이고 동치미는 알칼리성식품이어서 중화작용을 하기 때문이다.

우리 피부는 세균의 침입을 보호할 수 있는 산성이고, 비누는 알칼리성이다. 산성 피부에 알칼리성 물질로 마찰을 시켜주면 때가 잘 벗겨지는 것과 같은 원리이다.

돼지고기 + 마늘 + 새우젓

돼지고기음식점에 가면 채소, 마늘, 새우젓이 나온다. 돼지고기에는 100g당 단백질이 17.8g, 지방은 17.5g, 비타민B_1은 놀랄 정도로 많은 0.78mg이나 함유하고 있다.

비타민B_1의 기능을 활성화 시키는 데는 알리신(allicin)을 필요로 한다. 돼지고기에 많은 비타민B_1과 마늘에 많은 알리신이 결합하면 알리티아민(allithiamine)이 된다. 이 성분은 지용성 성질로써 장의 흡수력을 높여 주고 피로, 진통, 해독작용까지 한다. 모 제약회사에서 생산하고 있는 '아로나민'이 이런 역할을 한다.

돼지고기음식점에 마늘이 없다면 그 다음날부터 손님이 줄어들 수밖에 없다. 마늘이 없는 돼지고기는 몸을 무겁게 하므로 다음날 출근하는 것도 싫을 정도가 된다.

  새우젓에는 리포단백 리파아제(lipoprotein lipase)라는 효소를 함유하고 있어서 단백질과 지방을 분해하는 작용을 하므로 돼지고기에는 마늘과 새우젓은 짝이 맞는 식품들이다.

닭고기 + 인삼

  어려운 시절에는 닭고기도 귀했지만 인삼도 귀한 식품이었다. 닭에 인삼을 넣어 끓인 삼계탕은 땀이 많이 나는 여름에 자주 먹는 것이 좋지만, 형편상 그럴 수 없다보니 복날이라는 특정한 날에 먹었던 스태미나 식품이다.

  사람의 체온은 36.5℃이지만 닭의 체온은 약 40~42℃이다. 이 양성의 기운은 닭고기의 단백질과 인삼에 들어 있는 사포닌 성분을 한 단계 높여주므로 기운이 떨어지는 여름에 기력과 정력을 높여주는 데는 안성맞춤의 식품이다. 인삼은 사포닌의 약리 작용뿐 아니라 쌉쌀한 맛이 여름철 잃어버린 식욕을 돋우는 효능도 있다.

  요통이 있을 때에는 닭에 지네를 넣어서 먹는다. 이것도 지네의 약성을 더 높여주는 한 방법이다.

꿀 + 식초

  식초가 몸에 좋은 줄 알면서도 특유의 시큼한 맛이 너무 강해서 먹기가 거북하다는 사람들이 많다. 물에 식초 한 순갈 넣고 마시는 것이 어려운 사람도 꿀물에는 식초 두 순갈을 넣어도 쉽게 마실 수 있다. 이것은 꿀의 당분이 신맛을 감소시키기 때문이다.

그렇다 해서 식초가 꿀의 효능을 떨어지게 하는 것이 아니고 꿀의 성분을 오히려 높여주므로 꿀과 식초는 짝이 잘 맞는다.

복어 + 미나리 + 식초

복어탕을 먹으면 거기에는 미나리가 듬뿍 들어 있다. 미나리를 넣는 이유는 미나리에는 청혈과 해독작용이 있어 복어가 가진 독성을 해독시키기 때문이다. 복어에는 테트로도톡신(tetrodotoxin)이라는 강력한 독성분이 내장이나 피에 들어 있다. 이 독은 청산가리의 1천 배에 해당하여 단 1㎎만 성인이 먹어도 목숨을 잃을 수 있다. 테트로도톡신은 가열해도 없어지지 않으나 미나리에 듬뿍 들어 있는 칼슘, 칼륨, 철 등의 무기질 성분이 이것을 해독시킨다. 또한, 미나리는 혈액 순환에 도움을 주므로 고혈압이나 당뇨에 좋은 식품이다. 여기에 식초가 들어가면 복어의 아미노산과 미나리 성분의 효능까지 높여 주고 감칠맛에 시원함이 있어 복어 맛을 한결 좋게 한다.

필자가 류마티스 관절염을 앓고 있을 때 돼지고기나 닭고기를 먹으면 고통이 더 심해졌지만, 복어탕만 먹으면 고통이 한결 덜했다. 식초가 들어간 복어탕은 통증을 완화해주는 작용을 하므로 류마티스 환자들에게 고기 생각이 나면 복어탕을 먹으라고 권유한다.

추어탕 + 초피(椒皮)

추어탕의 원료인 미꾸라지는 단백질과 비타민A가 많이 함유된 식품이고, 특히 오염 성분이 많은 흙탕물에서도 잘 생존한다.

우리 조상들은 미꾸라지에는 좋은 것도 있지만, 나쁜(세균) 것도 있을 것으로 생각해왔다. 이런 것을 제거시켜 줄 수 있는 것이 항균·항염작용을 하는 초피라고 생각했다. 초피가 들어가면 그런 것도 해결이 되지만 미꾸라지 특유의 흙냄새, 비린내를 없애주어 맛을 한결 더 높여 준다. 특히 한방에서는 설사, 이질, 위염, 소화장애, 회충구제 등 다용도로 쓰이고 있다.

냉면 + 식초

냉면의 원료는 메밀인데 메밀은 곡류에 부족하기 쉬운 트립토판, 메티오닌, 라이신 등과 비타민 B군이 많이 들어 있다. 특히 비타민 P의 일종으로 모세혈관을 튼튼하게 해주는 루틴(rutin)이 들어 있어 혈압이 높은 사람이 먹으면 좋다. 냉면에는 고기 뼈로 우려낸 육수가 들어가야 제 맛이 난다. 나무로 불을 지펴 육수를 만드는 것도 어렵지만, 단백질이 들어 있는 육수를 냉장고가 없었던 시대에 변질하지 않게 보관하는 것은 정말 어려웠다. 그렇다 보니 좀 변해도 탈 없이 먹을 수 있는 것이 식초를 넣는 방법이었다. 식초가 식중독을 예방하는 효과도 있지만, 피로회복의 효능도 가지고 있다. 녹말이나 고기를 먹으면 대사과정에서 젖산이 쌓여 피로감을 느끼게 하므로 유기산인 식초를 함께 섭취하면 젖산 분해에 도움을 준다.

감자 + 소금

감자에는 칼륨성분을 많이 함유하고 있다. 칼륨은 나트륨을 체내로 배출시키는 작용이 강하다. 그것을 막는 방법이 소금을 더 공급시켜 주는 것이다. 감자에는 설탕보다 소금을 찍어서 먹는 것이 한결 맛이 좋은 것은 감자와 소금이 짝이 잘 맞기 때문이다.

당근 + 기름

당근은 당나라 때 우리나라에 도입되었다 해서 당근(唐根), 홍당무, 당나복(唐蘿蔔), 호나복(胡蘿蔔)이란 이름이 지어졌다. 당근의 붉고 노란 색소의 성분은 카로틴(carotene)인데 색이 짙은 당근에서는 100g당 약 18.3mg의 베타카로틴을 함유하고 있다.

카로틴이 체내에 들어가면 비타민A로 변한다. 이것을 비타민A로 계산했을 때 4,000IU나 된다. 실지 우리 몸에 흡수되는 것은 3분의 1이다.

비타민A는 물에 녹지 않는 지용성 비타민이다. 그러므로 당근은 기름을 이용하여 가열 조리하면 세포조직을 지켜주는 활성물질인 베타카로틴의 방출량이 많아져 날로 먹었을 때에 비해 2~5배의 효과를 얻을 수 있다.

하루에 당근 2분의 1뿌리만 먹어도 비타민A는 충분히 보충할 수 있다.

2. 세포의 생명은 무한정

유년시절 주일학교 선생님이 아담은 930년을 살았고, 므두셀라는 969세를 살았다고 했을 때 "우와! 그렇게 오래 살았어요?" 하고 질문한 적이 있었다.

고등학교 때는 인간의 수명은 많이 살아야 120세이고, 80세 이상만 살아도 장수한다고 여겼는데 900세 이상 살았다는 것은 연수의 계산방법이 틀리거나 기록상 문제가 있다는 식으로 의문을 가졌다.

성경에 의문을 갖는 것은 신앙적으로 병들었다는 것을 의미한다. 종교를 모두 과학적으로 해결해보겠다는 것은 불합리한 일이다. 종교는 과학을 초월해있다. 과학으로 풀 수 있는 종교라면 그 종교는 종교가 아니고, 종교라는 이름 아래 세상에 예속된 하나의 단체에 불과하다.

과학이라 해서 모두 영구불변의 법칙만 있는 것이 아니고 보이지 않는 오류를 범하기도 하고, 때로는 학설이 바뀌어 폐기되기도 한다.

인간이 900세 이상 살았던 시대는 노아의 홍수 이전이다. 대홍수 전 궁창 위의 물(수증기)층이 생명체의 세포들을 파괴하고 피부노화의 원인이 되는 가시광선, 자외선 등은 차단하고, 생명체의 활성을 돕는 원적외선 등만 통과시켜 900세 이상의 수명을 유지할 수 있었다는 학설도 있다. 하지만, 이러한 이론만으로는 풀기 어려운 점이 있는 것도 사실이다. 필자는 이 의

문을 미국의 저명한 영양학자 버나드 젠센(Beranrd Jensen)이 쓴 『더러운 장이 병을 만든다.』는 책에서 그 해답을 얻었다. 이 책 속에 "세포는 죽지 않는다."는 내용이 있었다.

1912년 노벨 생리·의학상을 수상한 미국 록펠러의학연구소의 알렉스 카렐(Alexis Carrel) 박사는 병아리의 세포조직으로 의학 사상 매우 놀라운 실험을 하였다. 살아있는 세포는 적당한 환경만 만들어 주면 세포분열에 의해 무한정으로 오래 살 수 있다는 것이 실험으로 입증되었다.

병아리의 심장 조직을 떼어 시험관의 배양액에 담아놓고, 매일 배양액을 바꿔주었으며, 배설된 노폐물은 제거시켜주고 영양분을 계속 공급해 주었다. 이러한 방법으로 병아리의 심장세포는 무려 29년간 생존할 수 있었다. 이 심장 조직세포가 29년밖에 생존할 수 없었던 것은 이것을 돌보던 조수가 깜빡 잊고 오염된 액을 교환해주지 않아서 '자가 중독'에 의해 조직세포가 죽게 되었기 때문이었다.

이 실험에 대해 카렐 박사는 "세포 내부에는 독소가 없어서 외부의 환경과 영양 공급만 원활하게 이루어지면 세포 생명은 영구히 계속될 수 있다."라고 했다. 병아리 조직 세포만이 무한정의 수명이 아니라, 모든 세포가 그러하다는 것도 입증된 것이다.

조수의 실수로 병아리 심장 조직세포의 수명이 29년에 그쳤지만, 닭의 수명이 길어야 4년인데 비해 무려 7배가 넘는 수명이었다.

인간의 수명을 80세로 했을 때 여기에 7을 곱하면 560세가 된다. 노아 홍수 이전에 900세까지 살았다는 것은 허실이나 비과학적인 것이 아니고, 인체 내에 독소가 없다면 놀라운 수명까지 영위할 수 있다는 것이 된다. 노벨상을 두 번씩이나 수상하였던 미국의 라이너스 폴링(Linus Carl Pauling) 박사도 이와 유사한 의견을 피력한 바 있다.

"죽음은 자연에 역행하는 것이다. 인간의 수명은 영원불멸의 존재여야 한다. 왜냐하면, 육체의 조직은 스스로 재생이 가능하기 때문이다."

3. 침에는 항균력

60년대까지만 해도 병 때문에 먹지 못해서 몸이 마른 손자가 있으면 할머니가 밥을 꼭꼭 씹어서 손자의 입에 넣어주는 것을 쉽게 볼 수 있었다. 후진국의 모습은 다른 데 있는 것이 아니고, 이런 비위생적인 면에서 찾을 수 있다는 생각을 했었다. 그러다 자연의학을 연구하고부터는 다소 비위생적이긴 하지만 허약한 어린이에게는 큰 도움을 줄 수 있는 하나의 방법임을 알게 되었다.

일본 도시샤대학교(同志社大學校) 니시오카 하지메(西岡一) 교수는 침에 대한 연구에 몰두한 학자이다. 그는 연구를 통해 노화를 방지할 수 있는 파로틴(parotin)이라는 호르몬이 침에서 분비되고, 그 외에 페록시다아제(peroxidase), 아밀라아제 등 15종의 효소가 침에 함유되어 있음을 알아냈다. 이후 음식을 잘 씹어 먹으면 분비되는 침에 항암작용이 있어서 암도 예방한다는 연구결과를 발표한 바 있다.

'활력 활(活)' 자는 '물 수(水)'와 '혀 설(舌)'이 합쳐져서 만들어진 한자이다. 즉 혀의 물인 침이 신체의 생기와 활력이 된다는 뜻이다. 의서에서는 침을 옥액(玉液), 금진(金津), 신수(神水), 영액(靈液) 등으로 표현할 만큼 침을 귀중하게 여겼다.

남자가 상처(喪妻)한 뒤 재혼하지 않고 혼자 지내면 노쇠현상이 빨리 온다. 그렇지만, 필자가 잘 아는 영천의 최문정 장로님은 10년 넘게 혼자 지내시지만 아주 건강하고, 81세 나이임에도 여전히 오토바이를 타고, 하던 사업도 계속 열심히 하고 있다.

"장로님! 남보다 건강하게 활동할 수 있는 비결이 어디에 있습니까?" 하고 물었던 적이 있었다. 성경 말씀대로 마음 편하게 사는 것이고, 그다음은 자고 일어나서 침을 삼키는 일이라고 했다. "침이 입속에 있을 때는 입속만 좋게 하지만, 이것이 위 안에 들어갔을 때는 위와 생체기능까지 좋게 한다는 것을 알고 매일 실천한다."고 했다. 늙어서도 건강할 수 있는 것은 젊었을 때의 건강을 잘 관리했고, 침의 효능을 일찍부터 알고 관리한 데 있다고 여긴다.

일찍 일어나서 바로 냉수 한 컵을 마셨을 때 좋은 점은 입 안의 침을 입 안에서 흡수시키지 않고, 물을 통해서 위장으로 바로 내려가게 하는 데 있다. 아침 냉수가 위장에 좋은 것은 물의 효과보다 밤새 분비된 침이 위장으로 들어가므로 더 좋은 효과가 나타나기 때문이다.

암으로 고생하는 사람이 음식 한 번 더 씹는 것은 고역일 수 있다. 그러나 내가 한 번 더 씹을 때 수천 개의 암세포가 죽고 있다는 것을 알고 씹으면 힘들다는 생각은 덜 하게 된다.

암에 걸린 사람들은 현미식을 80번 이상 씹으면 암죽같이 묽어진다. 여기에는 현미에 들어 있는 성분의 작용도 크지만, 현미와 침은 잘 맞는 짝이어서 여기에서 얻어지는 침의 위력은 대단하다.

침의 성분을 보면 별것 아닌 것 같이 보인다. 침은 끈끈한 무색 액체로 99.3%가 수분이고, 0.3%가 뮤신(mucin, 뮤코다당단백질)이다. 그 외에 유기물 0.2%, 무기물 0.2%로 되어 있다. 밤새 분비되어 입 안에 고인 아침 침은 농도가 진하다. 그 침을 부은 곳에 발라주건 부기가 빠지고, 가벼운 상처에 발라주면 상처가 낫는 것은 농도 진한 침 속에는 강한 항균력이 함유되어 있기 때문이다.

침은 소화 기능이 약한 위장을 도와 소화력을 높여주고, 항암 주사와 약 등으로 힘이 없어진 암 환자에게 활력(活力)을 넣어준다. 암 환자가 활력이 있고, 생기가 넘치고 체중이 늘면, 그 병은 이미 절반은 고쳐진 병이다. 여기에다 낫게 한다는 의지는 더 강한 힘을 투여한다.

몇 달만이라도 하나님이 주신 껍질음식과 생채식으로 식단을 꾸미고, 입 안에서 침의 분비가 많을 정도로 오래오래 씹어주면 몸이 좋아지는 것을 느낀다. 그리고 운동을 하면 암에서 벗어날 수 있는 확률은 아주 높다. 힘이 없고 음식 맛이 없더라도 활기차게 걷는 모습을 머릿속에서 상상하면서 음식물을 씹으면 침의 분비량은 확실히 많아진다.

옛날에는 "침을 많이 흘리는 아이는 추운 겨울에 옷을 발가벗겨 바깥에 내어 놓아도 감기를 하지 않는다."고 했다. 침이 많은 사람은 밥을 빨리 먹어도 위장에 탈이 없지만, 침 적은 사람이 밥을 빨리 먹으면 열이면 열 명 다 위장병을 앓을 수 있다.

침에는 항균·항암작용이 있으므로 침을 잘 활용하면 많은 병을 낫게 할 수 있다.

4. 물

우리 몸의 70%는 물로 이루어져 있어서 밥은 며칠 먹지 않아도 살 수 있지만, 물은 며칠 먹지 않으면 견디기 어렵다.

우리나라 자연식의 원조라고 할 수 있는 의학자 정사영 박사는 "만성질환자는 염소로 소독한 수돗물은 마시지 않아야 하고, 면역력을 강화시키기 위해서 세탁할 때 합성세제는 사용하지 말고 비누로 빨래한 옷을 입도록 하라."고 했다. 본인 스스로 그러한 생활을 했기 때문에 신장이 나빠 투석까지 했던 자신의 신장병을 고치고 79세까지 사시다 돌아가신 분이다.

그분의 저서로는 1975년에 출간한 『기적을 낳는 현미』가 있고, 85년도에 출간한 『네가 낫고자 하느냐』라는 책이 있다. 이 모두가 10쇄 이상 발행된 책들이다.

50년대까지만 해도 우리나라가 못사는 원인은 지하자원이 없고, 국토의 70%가 산지여서 식량 자급도 안 되므로 가난에서 벗어날 수 없는 나라로 자평해왔다.

하지만, 이제는 우리나라에 산이 없었다면 끔찍하다는 생각마저 든다. 실지 산이 없고, 전 국토가 넓은 평야로 된 나라였다면 식수가 나빠 물까지 수입해서 석유 다음으로 외화가 많이 지출되지 않았을까 하는 생각이 든다.

산이 많은 우리나라에서 최고 나쁜 물을 마시는 도시는 부산이다. 낙동강의 물줄기는 안동, 상주, 선산, 대구, 삼랑진을 거쳐 525km를 내려오면서 생활오수에, 공장 폐수까지 합쳐지면서 부산 사람들은 똥강물에 해당하는 3급수(三級水)를 마시고 있다.

부산 생활 21년째이지만 그 흔한 정수기 한 대 들여놓지 않았고, 그렇다 해서 생수를 사 마시는 가정도 아니다. 정부시책에 잘 호응해서 스도꼭지에서 나오는 물을 바로 마시는 가정이다.

낙동강 물을 그대로 마십니까? 하고 놀라겠지만 필자가 사는 동네는 부산이지만, 낙동강에서 퍼 올린 똥강물이 아니고, 인가가 없는 법기수원지에서 물이 공급되기 때문에 그대로 마시는 것이다.

한 정수기 업체에서는 자기회사 정수기는 중금속 오염물질까지 걸러낸다고 광고까지 했다. 실지 그러한 정수기가 생산되었다면 구입했겠지만, 그 말이 믿어지지 않아 지금까지 구입하지 않고 있다. 증류수만 생산하는 기계가 아니고서는 어려운 일이다.

부산 사람들에게 똥강물이 아닌 댐 물을 마시게 하려고 밀양 근교에 댐을 막으려고 했을 때 댐 막는 것은 환경을 오염시킨다고 극구 반대하는 단체가 있어 성사시키지 못한 것으로 알고 있다.

댐을 만들면 주위에 안개가 더 끼고, 기온의 변화가 있는 것은 사실이지만 농사에는 큰 지장은 없는 것으로 안다. 경북 영천의 한 양봉인은 아카시아 꿀을 영천에서 1차 채밀을 하고, 안동댐 근교에 가서 2차 채밀을 매년 해왔다. 안동댐 근처에서 아카시아꿀이 정상적으로 생산되었다는 것은 모든 식물에 큰 영향이 없다는 것이다.

댐 건설을 반대하는 사람들의 가정에서는 수돗물을 바로 마시지는 않을 것이다. 진정으로 반대하려면 솔선해서 수돗물을 바로 마신다는 것을 언제나 공개하고 보여주면서 반대해야 그래도 명분이 선다. 그럴 때 옆에서 잘한다고 박수 쳐 줄 사람도 생긴다.

필자가 저속한 말로 낙동강 하류의 물을 똥강물로 표현한 것은 부산 사람은 어찌하였던 이런 낙동강 물을 계속해서 안 마시도록 해야 하겠다는 뜻에서 표현한 것이다.

국토의 70%가 산지여서 곳곳에 댐을 막으면 1급수를 마실 수 있는 나라에서 수질이 나빠지는 낙동강 물을 계속 마시라는 것은 생수업체와 정수기업체만 좋게 만드는 것이다. 그것도 중산층 이상의 가정이나 해당하는 것이고, 서민 가정에서는 물을 끓여서 마실 수밖에 없다. 중금속은 끓여도 파괴되거나 없어지는 물질이 아니다.

갈 곳 없는 노숙자들도 구걸한 돈으로 수돗물을 마시지 않고 한 병에 500원씩 하는 생수를 사 마시고 있다. 이것도 하루 한 병이 아니고, 세 병 정도 마시면 하루 사 먹는 생수값이 라면값보다 더 들어간다.

물 하나만 잘 마셔도 여러 가지 병을 고치게 하는데 부산 사람들에게 오염될 대로 오염된 낙동강 물을 계속 마시도록 하는 것은 천혜의 혜택을 준 신(神)에 대한 모독이요, 부산사람에게는 치욕이다.

중국의 서안이나 상해, 캄보디아의 프놈펜에 갔을 때 산을 볼 수 없었다. 거기에서 우리나라는 정말 축복받은 나라임을 새삼 느꼈고, 그들이 부러워하는 금수강산의 나라가 바로 코리아임을 한국을 구경했으면 느꼈을 것이다.

아프리카에서는 매년 사막지역이 늘어나고, 강우량은 줄어들다 보니 어떤 지역에서 물 한 통 길어오려고 몇 시간을 허비하는 것을 보면 그 물값은 우리나라의 쌀값보다 더 비쌀 수 있다. 그들은 소변보는 것도 물 배출로 여겨, 소변도 하루에 1~2회

밖에 보지 않는다고 했다.

　지금 우리가 마시는 물은 깨끗한 1급수(一級水)가 아니다. 우리나라는 국토의 70%가 산이고, 연간 강우량이 1,300㎜나 되어서 어느 지역이든 한국인이면 1급수를 마실 의무가 있다. 『물은 답을 알고 있다』의 저자 에모토 마사루는 "좋은 생각을 할 때의 물 결정체와 나쁜 생각을 할 때의 물 결정체가 다르다."고 했다. 그렇다면, 깨끗한 1급수의 결정체는 사람이 마실 수 없는 3급수의 결정체와는 완전히 다를 수 있다. 그런데 댐 건설을 하지 않고 계속 그러한 물을 마시도록 하는 것은 어떻게 보면 그 담당 책임자들의 직무유기라고도 표현할 수 있다.

　환경의 최우선은 사람의 건강이다. 사람의 건강을 무시한 환경문제는 있을 수 없다. 환경, 환경 하면서 외치는 궁극적인 목적도 인간의 건강을 위한 것이 되어야 한다. 그렇지 않고 여기에서 벗어난 환경은 모두 위선이고, 양의 탈을 쓴 이리들이다.

　우리 국민은 어느 도시를 막론하고 마실 수 있는 수돗물만은 오염되지 않은 댐 물을 마실 의무가 있다. 댐 물을 갖고 발 씻는 물까지 다 공급시킬 수 없다고 여기면 일본과 같이 수도꼭지를 두 개로 만들어서 하나는 청소나 허드렛일을 할 때 사용하고, 다른 하나는 식수 전용으로 사용하도록 하면 된다. 이렇게만 되어도 매년 늘어나는 환자 수가 많이 줄어들 것으로 여긴다.

　물은 식사 후 바로 마시는 것이 좋지 않고, 식사 전 1시간 전이나 식후 3시간 뒤에 마시는 것이 좋다. 이때 쭉 들이키는 한 컵의 물은 몸 안을 짓누르는 독소의 배출량을 높여 준다.

신체기관의 수분 배출량(릿슈 씨의 이론)

소 변	1,300cc
호 흡	600cc
피 부	500cc
대 변	100cc
계	2,500cc

하루 배출하는 양이 2,500㎖이므로 음식물에도 수분을 함유하고 있기 때문에 생수 2ℓ 정도는 마셔주는 것이 좋다. 이렇게 물을 마시는 사람은 평소 술을 다소 과음해도 간이 나빠지는 일은 없다. 물이 해독을 다 시켜주기 때문이다.

물이 해독시키는 술의 양

술	물(20시간 이내)
맥 주	2배
청 주	3배
위스키, 소주	7배

좋은 물이 체내에 들어갈 때 우리 몸 안의 세포들은 좋아서 어쩔 줄을 모른다. 그 세포를 좋게 하려면 1급수를 꼭 마셔야 할 의무가 우리에게 있다.

강장식품(强壯食品) 6

민수기 11:5~6
"우리가 애굽에 있을 때에는 값없이 생선과 오이와 참외와 부추와 파와 마늘들을 먹은 것이 생각나거늘 이제는 우리의 기력이 다하여 이 만나 외에는 보이는 것이 아무 것도 없도다 하니"

1. 대 파

대파는 백합과에 속하는 여러해살이식물로 원산지는 중국 서부로 추정된다. 세계 각지에서 재배가 이루어지고 있고, 중국에서는 3,000년 전부터 재배된 것으로 나와 있다. 우리나라도 삼국시대 이전부터 재배된 것으로 되어 있지만, 이집트의 재배 역사는 중국이나 우리나라보다 앞설 수 있다.

재배할 수 있는 온도의 폭이 상당히 높아 추운 시베리아 지방에서도 자라고 더운 열대 지방에서도 재배되는데, 최적 온도는 섭씨 15~20도이다.

부산 강서구 명지에는 끝이 안 보일 정도로 대파를 많이 재배한다. 이 지역은 사질토양으로 배수가 잘 되고, 뿌리가 깊이 내려가므로 상품 가치가 높은 대파를 재배하는 데는 적지라고 할 수 있다.

지금 대파는 단맛이 나지 않고 쓴쌀한 맛만 난다. 이는 퇴비나 인분이 들어가면 대파에서 단맛이 나지만, 요즈음 화학비료로 재배하다 보니 옛날에 느꼈던 대파의 진 맛을 지금은 느끼지 못하고 있다.

대파의 영양성분(가식부 100g당)

성분 식품명	칼로리 (kcal)	수분 (g)	단백질 (g)	지질 (g)	탄수화물 (g)	섬유소 (g)	회분 (g)	무기질					비타민				
								칼슘 (mg)	인 (mg)	철 (mg)	나트륨 (mg)	칼륨 (mg)	A(베타카로틴) (μg)	B_1 (mg)	B_2 (mg)	나이아신 (mg)	C (mg)
대파	26	91.1	1.5	0.3	6.5	1.0	0.6	81	35	1.0	1	186	775	0.06	0.09	0.6	21

[자료: 식품성분표(농촌진흥청 농촌자원개발연구소, 2006)]

특히 탄수화물의 일종인 이눌린(inulin)이 들어 있어 소화액의 분비를 왕성하게 해주며, 소화기 안에서 비타민과 결합하여 그 흡수를 도와준다. 그뿐만 아니라 대파는 독특한 냄새를 나게 하므로 비린내가 나는 생선 등 동물성 식품에 대파를 넣으면 그 냄새를 없애 준다.

대파를 먹으면 몸이 활력을 얻은 듯 훈훈해지는데, 이는 대파 특유의 냄새로 알려진 알리신(allicin) 성분이 체내에서 비타민 B_1과 결합해서 신진대사를 활발하게 해주기 때문이다. 또한,

알리신은 비타민B_1을 활성화하여 특정병원균에 대해 강한 살균작용도 한다. 대파에 들어 있는 비타민A와 B_1은 우리들의 성생활에 직접 관여하는 사실이 밝혀짐으로써 정력 강장제로 일컬어지는데, 이는 근거 없는 속설만은 아니다.

　대파는 조금만 끓여도 유효 성분이 쉽게 분해해 버리고 또 기후 변동에 민감해서 오래 보관하기가 어려운 것이 흠이다.

　약용으로는 감기에 걸리면 대파의 흰 줄기를 잘게 썰어 뜨거운 물에 넣고 우려낸 후 그 물에 꿀을 타서 잠자기 전에 마시면 뛰어난 효과가 있다. 신경쇠약증 환자는 생파를 된장에 찍어 늘 먹으면 효과가 있다. 대파에는 휘발성 물질이 함유되어 있어 신경을 자극하여 소화액의 분비를 촉진하며 또 미생물을 죽이는 살균작용을 하는 성분도 들어 있다.

　뇌의 건강에 뛰어난 효력이 있어, 장시간 독서를 해도 뇌의 피곤을 못 느낄 정도이다. 아기가 젖을 먹지 않을 때나 변비가 있을 때 모유에 대파를 넣고 달인 것을 조금씩 입에 넣어 주면 낫는다 했고, 동상에는 대파를 달인 즙에 환부를 담그면 대단한 효과가 있다고 한다.

2. 부 추

　부추는 배수가 잘 되는 곳이면 아무 땅에서나 잘 자라고, 배추나 무같이 넓은 밭에 다량으로 사용하는 채소가 아니어서 시골에서는 담 모퉁이 6~10㎡의 작은 땅에 많이 재배했다. 가까운 곳에 재배하다 보니 나무 태우고 나온 재도 뿌려주고, 오줌이 든 요강을 들고 가서 부어주기도 했다. 특히 재를 뿌렸을 때 부추가 잘 되는 것은 강한 알칼리식품이기 때문이다.

우리나라 각 지방에 따라 부채, 부초, 솔, 졸, 정구지 등으로 불리는 이 부추는 원산지가 중국으로 알려져 있으며 백합과에 속해 있는 여러해살이식물로서 그 특이한 냄새와 매운맛이 특징이다.

『동의보감』에도 채소 중에는 부추가 가장 따뜻하고 보익(補益)하므로 상식(常食)하면 좋고, 또 대장과 소장을 튼튼하게 하는 효과가 있다고 했다. 더구나 날씨가 무더운 여름철에는 더위에 지쳐 식욕이 떨어지고, 설사가 잦은 경우가 많은데, 이런 때에 부추가 안성맞춤의 식품이다. 우리가 음식을 잘못 먹고 체하여 설사를 할 때 부추 된장국을 끓여 먹으면 묘하게 멎는다.

예부터 전해오는 고방(古方)에 의하면 부추가 위 속에 들어가면 나쁜 피와 체기를 없애고, 장의 연동운동을 원활하게 해서 소화, 흡수 작용을 도와 활력을 증진시키는 효능이 있다고 했다.

부추는 별로 볼품없이 생겼지만 보기와는 달리 모든 영양가를 고루 갖춘 식품이다. 부추의 특이한 냄새는 휘발성 유화물 때문이고, 여기에 함유된 영양 성분은 단백질, 지방질, 당질, 철분, 유황, 비타민A(카로틴), B_1, B_2, C 등 매우 다양한 영양소가 들어 있다.

 부추는 예로부터 양기를 북돋워주는 채소라 하여 '기양초(起陽草)'로 불리기도 했고, 일부 학자들은 부추를 강장식품으로 예찬하기도 했다. 수도하는 사람들에게 부추를 금식하도록 하는 까닭도 뛰어난 강장식품이기 때문에 정력이 너무 넘쳐 잡념이 생길 것을 우려하여 미리 막으려는 조치였다고 할 수 있다.

 부추씨(구자(韭子))의 정력 증진에 대한 효능은 부추잎보다 더 강하다. 부추씨를 약간 볶아 1회 약 8g씩, 1일 3회 식전에 계속 복용하면 허리를 따뜻하게 하여 몽정과 조루증에 특효가 있다.

 또 부추는 간을 보호하고 심장과 신장에도 좋고, 양기를 돋아주고, 모든 약물의 독과 식중독에도 유효하다고 했다. 그뿐만 아니라 개, 뱀, 해충에 물린 독을 풀어주고, 특히 오줌싸개 어린이의 야뇨증(夜尿症)에 부추씨를 쪄서 볶아 가루를 만들어 일정기간 먹이면 효험이 있다. 또한, 타박상에 생부추를 찧어 붙이면 즉시 효과가 나타난다.

 뼈 있는 생선을 먹다가 뼈가 목에 걸리면 그 고통의 괴로움은 이루 말할 수 없다. 이때 부추 삶은 것을 한입 넣어 씹어 넘기면 쉽게 가시가 빠지고, 상처의 후유증도 없이 잘 낫는다.

 벌레에 물려서 가렵거나 부었을 때 부추에 소금을 조금 넣어 찧은 것을 가려운 부위에 문질러주면 쉽게 낫는다. 이런 것은 시골생활에서 경험하였던 것이다.

3. 마늘

1) 마늘은 퇴비로 재배

 잠시 소문이 좋았다가 금방 없어지는 것은 좋은 소문이라고는 할 수 없다. 그렇지만, 20년 전이나 지금이나 한결같이 좋은 소문만 나면 그것은 분명히 신뢰할 수 있다. 그리고 그 속에는 특수성분이 들어 있는 것도 분명한 사실이다.
 우리 주위에서 떠들썩하게 좋다고 광고해오던 약이나 건강식품도 몇 년이 지나던 소리 소문 없이 사라지는 것이 너무나 많다. 그러나 마늘에는 좋다는 평들이 계속 나오고 있어서 가면 갈수록 좋은 평은 더 늘어날 것으로 여겨진다.
 마늘에 대한 성분을 알기 전 생태과정을 알면 마늘이 좋다는 것은 자연히 알게 된다. 마늘은 퇴비가 들어가지 않으면 굵지 않기 때문에 가을에 파종할 때 마늘씨가 보이지 않을 정도로 많은 퇴비를 넣는다. 매년 마늘 논에 그렇게 퇴비를 넣다 보니 마늘 토양이 전국에서 유기질 함량이 제일 높고, 작물이 잘되는 중성 토양은 대부분이 마늘 논이다.
 마늘은 가을에 파종해서 5월 하순 또는 6월 초에 캐기 때문에 이때는 병해가 없는 시기여서 농약 살포도 없다. 농약 살포가 없고, 퇴비까지 많이 넣어서 재배한 것이면 몸에는 무조건 좋다. 그 이유는 퇴비의 성분을 식물이 다 빨아먹었기 때문이다.

화학비료 한두 가지 성분으로 농사를 지으면 그 성분은 식물에 많아도 다른 성분은 적다. 그러나 마늘은 퇴비의 성분을 다 흡수했기 때문에 다양한 성분이 많이 함유되어있다.

2) 마늘은 정력 강장제

마늘의 기능은 동서고금을 막론하고 스태미나를 증진시키는 정력 강장제로 널리 알려졌다. 기원전 1,500년 전후 이집트의 고문서에는 두통, 목병, 신경쇠약 등에 마늘 처방이 기록되어 있고, 이집트 쿠푸왕의 피라미드에는 피라미드 축조에 동원된 노예들에게 먹인 마늘의 총량이 기록돼 있다. 거대한 피라미드를 세울 때 노예들이 기운을 내게 하려고 마늘을 먹였던 것으로 추정된다.

기원후 1세기 인도에서는 마늘과 양파를 심장병과 류마티스의 예방에 이용하였고, 셰익스피어 시대의 영국에서는 최음제로써 각광을 받기도 하였다. 과학적 분석 결과 마늘에는 심장병, 뇌졸중, 당뇨, 암의 진행과 발병을 낮추는 성분과 광범위한 세균감염에 유효한 성분이 들어 있다는 것도 밝혀졌다.

마늘 100g 중 유효성분으로는 알리신(allicin)과 비타민 B_1(0.15mg), B_2(0.32mg), C(28mg) 그리고 마늘의 독특한 냄새를 풍기는 이눌린(inulin) 등이 함유되어 있다.

마늘을 먹으면 누구나 몸 전체가 훈훈해지면서 활력이 샘솟는 듯한 기분을 느낀다. 마늘에는 이런 느낌만 있는 것이 아니라 실지 힘이 넘쳐 나게 하는 물질이 들어 있다. 이런 작용을 하게 하는 성분이 알리신이다. 알리신은 우리 체내에서 비타민 B_1과 결합하여 알리티아민(allithiamine)으로 되어 비타민B_1이 분해되는 것을 막고, 제 기능을 잘 발휘하도록 도와줌으로써 신진대사를 원활하게 하고 세포에 활력을 불어넣어 건강을 증진시켜 준다. 또 알리신은 진통, 해독뿐만 아니라 변비를 낫게 하는 등 다치로운 효능을 갖고 있다.

3) 당뇨에도 뛰어난 효과

 마늘이 우수식품으로 인정받는 것은 뛰어난 강장(强壯) 효과만이 아니고 건강 증진에 필요한 다양한 성분들을 함유하고 있기 때문이다.
 마늘은 모세혈관을 튼튼하게 해서 혈액순환을 좋게 할 뿐만 아니라 고혈압이나 동맥경화의 예방, 치료에도 좋은 것으로 알려졌다. 특히 마늘은 약해진 심장 근육 세포에 활력을 가해 심장에도 크게 유효한 것으로 되어 있다. 그리고 마늘에서 이눌린 성분이 검출되면서부터 콩팥의 기능을 증진시키는 데도 뛰어난 효과가 있다는 것도 입증된 바 있다. 근래에 와서는 인슐린 분비가 적어서 오는 당뇨에도 좋은 효과가 있다는 것이 속속 밝혀지고 있다.
 이 밖에도 마늘이 위액 분비를 촉진하여 식욕을 왕성하게 하고 소화력을 높여준다. 그리고 건강과 장수를 바라는 사람들이 가장 경계해야 하는 변비를 예방해주고 우리 몸의 여러 가지 기능에도 도움을 준다.

마늘에는 성적 기능을 증진시키는 알리신이란 물질이 발기중추신경을 자극하여 성기를 발기시키는 것으로 알려졌고, 또 마늘 속에는 성 기능을 촉진하는 스코르디닌(scordinin)이란 효소도 함유하고 있다.

4) 면역성 강화

마늘에 면역성을 높이는 힘이 있다는 사실은 1987년 미국 플로리다의 연구진에 의해서 밝혀졌다. 연구진들은 생마늘이 감염증 그리고 암에 대하여 제일선에서 그 역할을 다하는 탐식세포의 작용을 높이는 힘이 있음을 증명하였다.

치료의 목적으로 마늘을 복용할 때에는 양을 늘려야 하겠지만 적은 양을 먹어도 면역에는 상당한 효과가 있다. 연구진의 한 사람인 압둘라 박사는 매일 생마늘 두 쪽씩 복용한 결과 한 번도 감기에 걸린 적이 없었다고 했다.

5) 항암작용

1952년 러시아 과학자들은 마늘추출물을 사람의 종양에 사용하여 암 발육억제 효과를 입증하고, 암 연구에서 마늘이 스타 중의 하나라고 극찬하기도 했다. 수많은 동물실험을 통해 생마늘이 암의 진행을 억제하는 면역력을 높여주고, 경우에 따라서는 암의 진행을 억제한다는 사실도 밝혀냈다. 이러한 효과는 알리신에 의한 것으로 알려지고 있다.

일본 오사카시립대학 의학부 연구진도 마늘추출물이 과산화지질에 대하여 강력한 항산화물질로서 작용했다는 연구결과를 발표한 바 있다. 과산화지질은 세포 안에 부적합한 산소(유해산소)를 집어넣어 세포의 파괴 원인을 만든다. 쥐에 실험한 결과 손상된 간을 회복시키는 데는 항산화물질 중의 하나인 비타민E 보다도 마늘이 오히려 더 우수하였다는 사실을 밝혀냈다.

1989년 미국 국립암연구소(NCI)와 중국 베이징암연구소가 공동으로 중국 산둥성에서 위암발생률을 조사한 결과에 의하면 위암에 다늘을 먹지 않은 사람은 먹는 사람보다 12배나 암에 걸릴 확률이 높다고 하였다. 미국 텍사스대학의 M. D. 앤더슨 암센터 연구진들은 마늘과 양파의 성분이 체내에서 화합물질이 발암성 물질로 바뀌는 것을 방해함으로써 암을 억제하거나 예방한다고 하였다. 마늘은 사람의 체질에 따라 알레르기 반응을 일으킬 수도 있다.

6) 올마늘과 늦마늘

벼에는 일찍 수확하는 올벼가 있고 늦게 수확하는 아키바리 같은 늦벼가 있듯이 마늘에도 올마늘과 늦마늘이 있다. 올마늘은 모심기 전(5월 하순 또는 6월 초) 일찍 수확하는 마늘로서 경남 남해, 전남 고흥에서 많이 생산되는 열쪽마늘(난지형)이다. 이 마늘에는 물이 많아 매운맛이 적고 부드러우면서 저장이 어려운 면이 있다.

하지(夏至, 6월 21일경)를 전후해서 생산되는 늦마늘은 충남 서산과 경북 의성에서 주로 생산되고, 마늘 굵기가 작고 육쪽마늘이다. 마늘에 물이 적고, 탁 쏘는 매운맛이 있고 보관이 잘 된다.

7) 마늘은 날 것이나 동결건조가 좋다

세균을 죽이고, 면역기능을 높여 암을 예방하고, 성기능을 높여주는 데는 생마늘이나 동결건조(凍結乾燥)한 마늘이어야 한다. 그러나 가열한 마늘도 혈중 콜레스테롤을 낮추고 혈액점도를 낮추는 데는 효력이 있다.

동결건조마늘분말에 로얄젤리, 누에가루 등을 첨가하여 만든 제품(제품명: 스템-원)이 정력, 기력, 피로 회복에 뛰어난 효력을 나타내고 있다.

4. 화분(花粉, Bee Pollen)은 만나(Manna)

1979년 성은찬씨가 출간한 『황금의 화분』의 추천사를 쓰셨던 故 류달영 교수(서울대 농대)가 "이스라엘 백성이 광야에서 먹었던 만나가 화분이라고 하는 이도 있다."고 했을 때 화분을 너무 비약시켰다는 생각도 했다. 그러나 30년 가까이 화분을 취급하는 가운데 그 생각은 완전히 없어졌다.

60년대에 외국에 나갔던 사람이 귀국할 때 화분을 갖고 와서 우리에게 보여주었다면 이스라엘 사람들이 처음 만나를 보고 "이것이 무엇이냐(출애굽기 16:15)" 하고 물었듯이, 우리도 보여준 그들에게 같은 말을 하였을 것이다.
맛나의 모양과 맛은 "깟씨 같이 희고 맛은 꿀 섞은 과자 같았더라(출애굽기 16:31)", "기름 섞은 과자 맛 같았더라(민수기 11:8)"고 했다.

벌이 화분을 채취하기 위해서는 먼저 위 속에 꿀을 넣고 나간다. 그 꿀을 다리에 발라 꽃수술을 뭉치므로 화분 속에는 15%의 꿀을 함유하고 있어서 화분을 씹으면 달다. 그중에는 쓴 화분도 있지만, 거의 단맛이 나는 화분이다.

화분은 꽃에 따라 색깔이 다르지만 다래, 개다래, 옥수수화분들은 희다. 겉모양간 보면 처음에는 무엇인지 알 수 없어도 씹으면서 맛을 음미해보면 화분이라는 것을 알 수 있다. 이것은 양봉인에 한해서 그런 것이고, 일반인은 수만 명이 모여있어도 그것을 아는 사람은 없을 것이다.

만나(Manna)와 화분(Bee Pollen)의 공통점

만 나 (Manna)	화 분 (Bee Pollen)
서로 이르되 이것이 무엇이냐 하니 (출애굽기 16:15)	화분을 보지 못한 사람이 처음 보았을 때는 "이것이 무엇이냐?"라고 할 수 있다.
(만나의 형태는) 작고 둥글며 (출애굽기 16:14)	벌들이 다리에 뭉쳐서 갖고 오므로 둥글고 무게가 25~40mg이다.
서리같이 가는 것 (출애굽기 16:14)	기온이 0℃ 이하일 때 공기 중의 수증기가 땅에 접촉하여 가루처럼 얼어붙은 것이 서리이다. 흰 화분을 말리기 위해 널면 서로 붙어 엉켜있어 흡사 서리같이 보인다.
깟씨 같이 (출애굽기 16:31)	벌이 갖고 온 화분의 입자(粒子)는 고수씨(깟씨) 정도의 굵기이다.
희고 (출애굽기 16:31)	화분은 꽃에 따라 색이 다르지만 다래, 개다래, 옥수수화분은 희다.
맛은 꿀 섞은 과자 같았더라 (출애굽기 16:31)	화분에는 쓴 화분도 있지만 15%의 꿀이 함유되어 있어 흰 화분은 특히 과자같이 맛있다.
아침까지 두었더니 벌레가 생기고 냄새가 난지라 (출애굽기 16:20)	바로 채취한 화분은 수분이 많아 고온에서는 하루만 지나도 곰팡이가 피고 냄새가 난다.

만나(Manna)와 화분(Bee Pollen)의 공통점

만 나 (Manna)	화 분 (Bee Pollen)
신령한 식물 (고린도전서 10:3)	바울은 만나를 '신령한 식물'이라고 했다. 면역력이 떨어져 있는 사람에게는 화분이 신령한 식물로 여겨질 정도로 효능이 높다.
광야생활을 하는 이스라엘 민족에게는 고단위 단백질(잘 변질)과 다양한 성분이 든 만나와 같은 영양물질이 필요했다.	화분 속에는 200여 가지의 영양소가 함유된 고단위 영양식품이고, 여왕벌의 먹이인 로얄제리(Royal Jelly)의 원료가 화분이다.
선택받은 이스라엘 민족도 종족 번식을 위해서는 스태미나(Stamina)식품이 필요했다.	Stamen의 뜻이 꽃가루이고, 꽃가루의 복수가 스태미나(Stamina)이다.
하나님께서 만물을 다스릴 수 있는 권한을 인간에게 주셨고, 주실 때는 지구상에 있는 것으로 주신다.	화분이 세계적으로 알려진 것은 1960년대이고, 우리에게 알려진 것은 1980년도 중반이다.
광야생활을 하는 이스라엘 민족에게 만나를 주신 것은 하나님의 특별한 은혜였다.	만물을 지배할 수 있는 인간에게 화분을 얻게 한 것은 하나님의 특별한 은혜이다.

애굽인들은 노예로 여기는 이스라엘 민족에게 힘든 일은 혹독하게 시켰어도 고급기술에 속하는 양봉기술은 가르쳐주지 않았을 것이다. 그래서 만나를 아는 사람은 아무도 없었던 것으로 여겨진다.

만나는 이스라엘 사람들이 출애굽하여 40년간의 광야생활을 하고 "가나안 땅 접경에 이르기까지(출애굽기 16:35)" 먹었던 식물이다.

예수님께서는 만나를 "하늘로부터의 참 떡, 하나님의 떡(요한복음 6:32, 33)"이라 하였고, 사도바울은 만나를 "신령한 음식(고전 10:3)"으로 표현했다.

화분은 생식세포

화분이 단순한 식물의 가루이면 단순한 일반 식품에 지나지 않지만, 식물의 생식세포이기 때문에 수술이 암술에 가서 수정하면 바로 생명체가 된다. 여기에는 인간이 필요로 하는 모든 영양소를 다 갖고 있다.

어린이 허약체질에는 화분이 너무나 뛰어난 효과가 있다. 몸이 항상 여위어 있고, 혈색이 없는 어린이의 경우는 대부분이 경부임파선염을 갖고 있다. 귀밑 목에 손으로 만져보면 구슬같은 멍울이 잡힌다. 이 아이가 먹는 모든 영양소는 임파선에 가므로 아무리 많은 양을 먹어도 살이 찌지 않는다.

초등학교 고학년이 되면 자연적으로 없어지기도 한다. 그러나 성장시기에 많은 지장을 준다. 경부임파선염을 치료하는 약은 주로 결핵 치료제여서 1~2개월 사용해도 큰 효력은 없고 도리어 약의 부작용만 나타난다. 그러나 화분은 몇 개월만 먹으면 얼굴에 화색이 돌면서 멍울이 없어진다. 그 외에 빈혈, 허약체질에는 특효에 가까운 효능을 나타낸다(『면역을 키워야 만성병이 낫는다』 참조).

화분은 인류에게 준 최고의 식품이다. 하나님이 인간에게 주실 때는 이 지구상에 있는 것으로 주시고, 없는 것은 주시지 않는다. 그래서 필자는 만나가 화분이라는 생각을 버리지 못하고 있다.

5. 화분은 최고의 식품

미국의 파보 에이롤라(Paavo O. Airola) 박사는 식품으로 만성병을 치유케 하는 세계적으로 유명한 영양학자이자 대체의학의 권위자이다.

우리나라에 번역된 그분의 저서 가운데 하나가 『만성병의 식이요법(이길상 譯)』이다. 이 책에는 화분 처방이 곳곳에 많이 나온다. 특히 만성전립선염에는 화분의 용량을 많이 권하고 있다.

이스라엘 민족이 광야생활에서 산성식품인 메추라기만 계속 먹었으면 여러 가지 질병을 유발할 수 있었겠지만, 그렇지 않고 건강하게 생활할 수 있었던 것은 만나와 같은 알칼리성 식품을 같이 상용했기 때문에 식품의 균형이 이루어졌고, 나아가서는 체질적인 균형까지 이루어졌다.

이 두 가지 식품에 철분이 부족해서 빈혈이라도 올 수 있지 않았을까? 하는 우려도 있을 수 있다. 빈혈은 혈액 검사상 혈중 헤모글로빈 수치가 성인 남성은 13g/㎗ 이하, 성인 여자는 12g/㎗ 이하일 때 빈혈로 진단이 된다. 성인환자가 빈혈로 진단받았을 때 대부분은 철결핍성 빈혈이다. 이는 헤모글로빈의 주성분이 철분이기 때문이다. 하지만, 빈혈 증상에 철분을 공급해도 빈혈의 25% 정도는 해소되지 않는다고 한다.

화분에는 내세울 분량의 철분은 들어 있지 않다. 그런데 화분이 빈혈에는 특효일 정도로 효능이 높다. 그렇다고 해서 빈혈이 며칠 만에 낫는 것은 아니다. 혈액 1mm3 속에는 적혈구 수가 평균적으로 남자는 400만~550만 개 여자는 350만~450만 개가 들어 있다. 빈혈 환자들은 이 수치가 떨어져서 빈혈이 생기므로 적혈구 수가 350만 개 이상이면 빈혈은 자연히 없어진다. 적혈구는 120일 내외의 기간 생존하게 된다. 그렇다고 보면 조혈작용을 잘하는 물질이라도 최소한 4개월 이상은 사용해 줄 때 효력이 나타날 수 있다. 화분을 4개월 정도 섭취하면 어떤 빈혈도 없어질 정도이다.

화분의 비타민과 미네랄 성분

비 타 민	함유량(μg/g)	미 네 랄	함유량(%)
B_1	9.17	칼 륨	20~40
B_2	18.5	마그네슘	1~12
C	159.0	칼 슘	1~15
D	0.2~0.6	구 리	0.05~0.08
E	0.23 mg	철	0.01~0.3
니아신	184.7	실리카	2.0~10.0
판토텐산	22.0	인(P)	1~20
카로틴(A)	5.0	유 황	1.0
엽 산	6.0	염 소	1.0
		망간(Mn)	1.4

[Vivino et al, 1944.]

저항력이 떨어져 감기를 달고 다닌다는 사람도 화분을 몇 개월 섭취하면 감기 자주 하는 체질에서 완전히 벗어나게 된다.

200만 명(어린이 제외)이 넘는 이스라엘 민족이 악조건의 광야에서 40년간 생존할 수 있었던 것은 만나와 같은 특수 물질이 있었기에 가능했다고 할 수 있다.

미국계 네트워크마케팅회사로 썬라이더코리아(Sunriderkorea)라는 회사가 있다. 이 업체의 간부 되는 사람이 화분제품을 판매하면서 소비자들로부터 욕 듣는 일은 없었다고 했다. 그 이유는 화분이 면역을 키워 병을 이기게 하기 때문에 그 효과는 서서히 나타나지만 효과는 확실하기 때문이라고 했다. 필자가 30년 가까이 터득한 것을 이 회사가 정확히 판단하고 있으니 더욱 향상될 것으로 여긴다.

　필자가 20년 넘게 이 업에 종사하면서 욕먹지 않고 할 수 있었던 것은 면역을 강화시키는 데 주력했기 때문이다. 남에게 싫은 소리 듣지 않고 사업할 수 있게 된 것을 하나님께 늘 감사하고 있다. 남은 어떻게 생각하는지는 몰라도 직업에 대해서는 자부심을 갖는다. 그렇다 보니 이 방면에 관한 책 수백 권을 읽게 되었고, 나름대로 건강에 대한 정의도 내릴 수 있게 되었다.

　껍질째 먹을 수 있는 식품 가운데 하나님이 준 최고의 식품은 화분이라고 말할 수 있는 것도 이 때문이다.

성경에 나오는 식품과 약초

1. 꿀

성경에는 꿀에 대한 이야기가 많이 나오고, 꿀 외에 우슬초, 엉겅퀴, 무화과 등 다양한 식물들의 이름이 나온다. 무화과는 이사야가 히스기야 왕의 죽음 직전에 "무화과 반죽을 가져오라 하매 무리가 가져다가 그 상처에 놓으니 나으니라(열왕기하 20:7)" 했다. 여기에서 힌트를 얻어 무화과나무에서 암치료제를 개발한 사람도 있다.

1) 꿀의 역사는 인류의 역사

벌이 생산한 봉산물 중에는 꿀, 화분, 로얄젤리, 프로폴리스(propolis), 봉독 등이 있고, 벌은 화분의 매개로 농산물 증대에 많은 도움을 준다. 인간에게 유익을 주는 벌의 역사는 인류

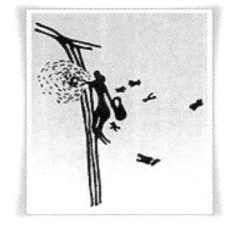
의 역사라고도 할 수 있다.

현존하는 벌꿀에 대한 최초의 기록은 스페인 발렌시아 근처의 동굴에서 발견된 벌꿀을 채밀하는 여성의 벽화이다. 이 벽화는 기원전 7,000년 경에 그려진 것으로 추정되며 여인이 줄을 타고 암벽을 올라가 한 손엔 그릇을 가지고 꿀을 따는 모습과 주위에는 벌들이 윙윙거리며 나는 모습을 묘사한 것이다.

고대 이집트(BC 3,200년경) 문자에서는 꿀벌의 모양이 왕권을 의미하는 것으로 사용됐고 왕의 피라미드에도 꿀단지를 함께 넣어 벌꿀의 귀중함을 나타내었다. 또한, 3,000년 전 메소포타미아 유적의 점토판에서는 벌꿀을 약으로 쓴 기록이 남아 있다.

한국에서는 70년대까지만 해도 시골에 나이 많은 사람들은 꿀을 생약(生藥)이라 했고, 50~60대는 생청(生淸)이라 불렀다. 고대 중국 사람들은 꿀을 '백화(百花)의 정(情)'이라 했고, 그리스 사람들은 '제신(諸神)의 음료(飮料)'로 극찬하기도 했다.

2) 꿀은 귀한 식품

성경에서 꿀의 기록은 야곱시대 때 나온다. 야곱이 생활하였던 가나안에 큰 흉년이 들었다. 그의 아들들은 애굽까지 가서 식량을 구입해왔다. 두 번째 식량 구입을 위해 애굽에 갈 때는 그들에게 은혜를 베풀어준 애굽의 총리(요셉)에게 선물하려고 가나안에서 생산되는 특산물 몇 가지를 갖고 가는데 그중에 하나가 꿀이다.

"너희는 이 땅의 아름다운 소산을 그릇에 담아가지고 내려가서 그 사람에게 예물로 드릴지니 곧 유향 조금과 꿀 조금과 향품과 몰약과 유향나무 열매와 감복숭아이니라(창세기 43:11)"

성경에는 창세기 이외에도 여러 곳에 꿀에 대한 기록이 나온다.

"또 내가 기름진 밀을 그들에게 먹이며 반석에서 나오는 꿀로 너를 만족하게 하리라 하셨도다(시편 81:16)"

"내 아들아 꿀을 먹으라 이것이 좋으니라 송이꿀(벌집에 들어 있는 그대로의 꿀)을 먹으라 이것이 네 입에 다니라(잠언 24:13)"

가나안에서도 꿀은 귀하게 취급하였듯이 우리 조상들도 꿀을 귀하게 여겼다. 상류층 가정에서는 꿀단지를 골방 깊숙한 곳에 넣어두고 입 안이 헐거나 감기가 들었을 때 생강 물에 꿀을 타서 마시곤 했다.

이런 비싼 꿀을 집안 마님이 손자들에게 함부로 먹일까 해서 "아기들이 꿀을 먹으면 말을 못한다."라는 거짓 방퍼망까지 쳐놓고 꿀을 함부로 먹지 못하게 했다. 이때 꿀 한 단지(1.5kg) 값은 쌀 한 가마니 값이었다.

20대 미만의 젊은이가 머슴으로 남의 집에 들어가서 1년 내내 일해주고 처음으로 받는 1년치 품삯은 쌀 두 가마니였다.

이때의 꿀 값은 여기에 비하면 우리로서는 상상할 수 없는 고가품이었다.

3) 꿀을 제일 많이 먹은 사람

성경에서 꿀을 제일 많이 먹은 사람은 누가 뭐라 해도 세례요한이다. 그는 다 찢어진 낙타털 옷을 걸쳤지만, 음식은 메뚜기와 석청(石淸)이었다(마태복음 3:4).

메뚜기의 단백질 함량은 쇠고기의 3배가 넘은 100g당 64.2g을 함유하고 있어서 단백질 덩어리라고 할 수 있다. 석청은 일반꿀에 비해 토코페롤, 칼슘, 게르마늄 등이 풍부하게 함유되어 있어서 꿀 중에서도 최상의 꿀이다. 이런 꿀은 매년 채취하는 것이 아니고 바위틈새 벌집에 몇 년씩이나 저장된 꿀이 석청이다. 그 속에는 다양한 효소 성분들이 많이 함유되어 있어 상처에 바르면 바로 나을 수 있는 꿀이다. 이런 꿀을 먹고 생활했던 세례요한은 말할 수 없는 고행의 길을 걸었지만 그래도 질 좋은 꿀을 많이 먹은 사람이었다.

그렇다고 해서 세례요한의 생활을 부러워하는 것은 아니다. 그에게 특별한 사명감이 있었기 때문에 바람막이도 없는 광야에서 때로는 비를 맞을 때도 있었고, 낮에는 뜨거운 태양이 이글거리고 밤에는 기온이 뚝 떨어져서 밤잠을 설치게도 하였을 것이다. 광야에는 전갈, 독사 외에 이리와 같은 사나운 짐승들도 많아 인간으로서 상상할 수 없는 고행의 장소였다. 이런 곳에서 생활한 것은 자기를 낮추는 것이 곧 하나님과 함께하는 길이었기에 그런 고행의 길을 걷게 된 것이다.

그가 세상에 나와 "회개하라!"고 외칠 때에는 그것이 바로 능력의 말씀이었다. 이 말씀에 찔림을 받은 많은 사람들이 회개하게 되었다. 권세 있는 그의 말을 들으려고 유대 사방에서 모여든 사람들은 요단강에서 그에게 세례를 받았다.

4) 1g과 5,600개의 꽃

꽃의 밀선에 들어 있는 화밀을 벌의 배에 넣고 갖고 올 때는 꿀이 아니고 수분이 75%를 함유하고 있는 화밀(花蜜)이다. 이 화밀의 성분 가운데 대부분이 자당이고, 40%의 당분을 함유하고 있다.

벌의 위 속에는

인베르타아제(invertase : 설탕을 과당과 포도당으로 전환시키는 효소),

디아스타아제(diastase : 전분을 호정과 객아당으로 전화시키는 효소),

이눌라아제(inulase : 인슐린을 과당으로 전환시키는 효소),

카탈라아제(catalase : 과산화수소 분해 효소) 등 벌의 위 속에는 이런 미량의 효소들이 들어 있어서 꿀에도 자연히 함유하게 된다.

화밀에 함유된 이런 효소가 30~32℃의 벌통 안에서 70%의 자당 성분이 7% 이하로 낮아지면서 과당과 포도당으로 변화되어 꿀이 된다. 벌은 꿀의 수분 증발을 위해 선풍작업(날갯

짓)으로 꿀의 수분이 21% 이하가 되고, 꿀방마다 꿀이 가득 채워지면 밀봉을 한다.

벌이 1g의 꿀을 얻기 위해서는 5,600개의 꽃송이를 찾아다녀야 한다. 이것을 모르는 직원들은 꿀 한 숟가락을 우습게 여기지만, 이것을 알고 있는 필자는 꿀 한 방울도 정말 소중히 생각한다.

꿀의 영양성분(가식부 100g당)

성분 식품명	칼로리 (kcal)	수분 (g)	단백질 (g)	지질 (g)	탄수화물 (g)	섬유소 (g)	회분 (g)	무기질						판토텐산 (mg)	비타민		
								칼슘 (mg)	인 (mg)	철 (mg)	나트륨 (mg)	칼륨 (mg)	마그네슘 (mg)	아연 (mg)		B_1 (mg)	B_2 (mg)	니아신 (mg)	C (mg)
꿀	294	20.0	0.2	0	79.7	0	0.1	2	4	0.8	7	13	1	0.3	0.05	0.01	0.01	0.2	3

[자료: 식품성분표(농촌진흥청 농촌자원개발연구소, 2006)]

5) 농축꿀과 비농축꿀

일반인들은 이 꿀이 진짜인지 가짜인지 여기에 대해서는 관심을 두어도, 이 꿀이 농축꿀인지 비농축꿀인지에 대해서는 별로 관심을 두는 사람은 없다.

꿀에는 효소 성분에 의해 발효가 된다. 그중에서도 싸리꿀, 붉나무꿀은 농도가 진해도 유기산이 많아 잘 괴어오른다. "꿀이 귀한 것이어서 옷장 안에 넣어 두었다가 꿀이 다 괴어 올라서 옷에 다 묻게 된 것도 원통하지만, 믿고 산 꿀이 가짜

꿀이라는 것을 생각하니 그것이 더 분했다."고 하는 사람도 있었다.

이것은 꿀에 대해서 몰라서 한 이야기이다. 생꿀은 온도가 높은 곳에서는 잘 괴어오른다. 드럼통에 넣어서 배에 싣고 오는데 배 안이 좀 더웠다 하면 꿀 드럼통은 팽창되어 터질 수 있다. 드럼통이 배 안에서 터질 때는 엄청난 피해를 준다.

벌통 안에서 자연 농축 시에는 시일이 많이 소요되므로 때로는 묽은 꿀을 채밀해서 농축을 시킨다. 40℃ 이상에서 농축시킨 꿀은 효소가 일부 죽어 있는 꿀이다. 국내에서 농축시킨 꿀은 수분을 법정기준에 맞추기 위한 농축이고, 외국에서 수입된 꿀은 운송과 진열, 보관 등에 어려움이 없게 하려고 70℃에서 효소를 완전 사멸시킨 꿀이다.

꿀을 건강에 도움 주는 식품으로는 생각지 않고, 단순 기호품으로 생각하는 사람은 영양이 살아 있는 비농축꿀의 효능을 모르고 있다.

이런 내용의 글이 86년도에 출간된 『건강으로 가는 길』에 상세하게 실렸을 때 양봉계의 비밀이 노출되었다 해서 "죽일 놈, 살릴 놈" 하는 소리가 곳곳에서 들려 왔다. 이러한 글은 양봉에 대한 지식과 건강에 대한 지식 없이는 도저히 쓸 수 없는 글이었다. 하나님께서 필자에게 건강에 대한 지식을 주신 것은 잘못 알고 있는 것을 깨우치게 하기 위한 것으로 알고 하나의 사명의식을 갖고 썼던 것이다.

수입꿀이 급증하자 양질의 꿀(비농축꿀)을 생산해야 수입꿀을 이길 수 있다는 것을 이제는 많은 양봉인들이 공감하고 있고, 수입꿀에 대한 이야기가 나올 때마다 필자의 이름이 거론되고 있다.

40℃ 이상에서 농축시키면 꿀의 효소가 파괴된다는 것도 알게 되어 이제는 국내에서도 40℃ 이하에서 농축시킬 수 있는 기계도 개발되어 몇 곳에 설치된 것으로 알고 있다.

비농축꿀과 농축꿀의 차이점

비농축꿀	농축꿀
· 꿀 본연의 향기를 갖고 있다.	· 꿀의 향기가 적다.
· 순한 꿀에도 뒷맛에는 약간의 자극성이 있다.	· 꿀의 독특한 향기와 자극성이 적다.
· 꿀 본연의 색깔이 있다.	· 장시간 농축했을 때 색깔이 붉어진다.
· 약간의 거품이 있다. (오래되었을 때는 없음)	· 거품과 밀랍 같은 이물질이 없다.
· 인위적인 냄새가 없다.	· 3시간 이상 고온에서 농축했을 때 약한 화근내(탄 냄새)가 난다.

6) 꿀의 효과

비농축꿀은 찰과상을 입었거나 헤어진 상처 부위에 발라도 잘 낫는다. 벌꿀은 pH 3.29~4.87의 산성물질로써 세균의 작용을 약화시키고, 극소량이지만 인히빈(inhibin)이라는 살균성

물질도 들어 있다.

　벌꿀은 산성이지만, 식품으로서는 알칼리성이다. 벌꿀 속에 들어 있는 산은 유기산으로 체내에서 분해하여 알칼리성으로 변화시키는 성질을 가지고 있기 때문이다.

　미국 자연요법의 대가였던 D. C. 자비스(D.C. Jarvis) 박사(의사)는 약으로 고치기 어려운 많은 난치병을 버몬트 주에서 민간요법으로 사용해 왔던 꿀과 사과식초로 치유시켰다. 거기에서 얻은 20년간의 체험기와 버몬트 주의 장수 원인을 연구한 그의 저서 『민간요법(Folk Medicine)』은 미국 내에서 300만 부나 판매된 베스트셀러가 되었다.

　물 반 컵에 현미식초(발효식초이면 어떤 식초도 상관없음)를 밥숟갈로 두 숟갈 넣고, 여기에 꿀 한 숟갈 넣어서 식후에 마시면 피로회복에 아주 좋은 처방이고, 간염에도 좋다. 이것은 먹어본 사람만이 느낄 수 있다.

　위장병에는 생감자 한 개를 간 즙에 꿀 두 숟갈을 타서 공복에 마시면 특히 위염에는 좋은 효과를 얻는다.

　고 홍문화 박사(전 서울대 약학과 명예교수)가 상용하는 식품은 검은깨에 꿀을 섞은 것을 한 번에 차 숟갈로 드시는 것이 홍 박사의 비법이라고 했다. 자택에서 식사하면서 이것을 한 숟갈 얻어먹기도 했다.

2. 소금

1) 잘 길들여진 입맛

 가까운 한 친구가 "아내를 귀하게 모셔야 한다. 지금 내 나이에 잠자리에 여자 없이는 살 수 있어도 30년간 입에 간을 맞춰준 여자 없이는 살기가 어렵다."는 말을 했을 때 아내가 시퍼렇게 살아있는 사람이 어떻게 그런 말을 할 수 있을까 하면서도 공감했다.

 하루는 아내에게 "당신이 내 입맛을 어떻게 길들여 놓았는지 나가서 먹는 3만 원짜리 뷔페 음식보다 집에서 먹는 음식이 더 맛있다."는 말을 했더니 싫지는 않은 표정이었다.

 이 말은 아내로부터 환심을 얻으려는 입발림이 아니라 진심에서 우러나온 말이었다. 허름한 쌈밥집의 음식이 오히려 몸에는 더 좋아도 고급 음식점만 찾아다니는 모임도 있다. 이것은 형식에만 치우치는 허식(虛式) 때문에 바꾸지 못하고, 그렇게 하는 것이다. 그러한 먹자 모임에는 될 수 있는 한 빠지고 싶은 것이 솔직한 심정이다.

 서두에 이 글을 먼저 쓴 것은 잘 길들여진 입맛 바꾸기가 그만큼 어렵다는 것을 말하기 위해서이다.

2) 초과 섭취하는 소금

 세계보건기구(WHO)의 1일 나트륨 섭취 권장량은 2g(소금으로 환산하면 5g)이다. 한국인의 소금 과잉 섭취와 관련해 식약청은 2006년 1일 나트륨 섭취 권장량을 3.5g(소금으로 8.7g)에서 2g(소금으로 5g)으로 낮춰 개정했으나, 우리나라 1일 소금 섭취량은 한 사람당 13.5g으로 세계보건기구 권장량의 2.7배이지만(2005 국민건강영양조사) 실제로는 많은 국민들이 하루 20~30g을 섭취하고 있다.

우리 몸의 혈액 속에는 0.9%의 염분을 함유하고 있고, 바닷물에는 3%의 염분을 함유하고 있다. 100g의 바닷물을 증발시키면 3g의 소금을 얻을 수 있다.

링거주사액의 염분 함량은 우리 몸속 혈액의 염분 농도(0.9%)를 기준으로 맞춘 것인데, 이것을 처음 발견한 사람은 영국 의사 링거(Sydney Ringer, 1835~1910)이다. 그의 이름을 딴 '링거액(液)'이 맞지만 언제부터인지 일본식 발음인 '링게루(リンゲル)'에서 파생된 '링겔' 혹은 '링게르'란 말이 많이 쓰이고 있다.

우리 몸 세포 안의 칼륨 성분은 나트륨보다 30배나 높고, 세포 외부의 나트륨 성분은 칼륨보다 10배가 높다. 세포 가운데 이 균형이 깨어지면 질병을 유발하게 된다.

소금은 위액의 성분인 염산의 원료가 되어 위 안에 들어오는 음식물을 산성화시켜 소화력을 높여 준다. 이러한 소금이 적으면 위액의 분비가 적어 식욕을 떨어뜨리고 소화불량 등을 유발시킨다. 이것이 장기화되었을 때는 전신이 무기력해지고 권태, 피로 또는 정신적 불안을 가져다준다. 염분의 과잉섭취는 고혈압과 위암을 유발시킨다고 경고하기도 한다.

3) 칼륨과 나트륨

 염분의 과잉섭취가 고혈압과 우리나라에 많은 위암을 일으키는 요인으로 보고 있지만, 필자의 견해는 다르다.

 세포 속에 칼륨 성분이 많으면 염분을 밀어내고, 염분이 많으면 삼투압작용에 의해 칼륨의 영역을 침범하게 되므로 칼륨과 나트륨의 균형이 깨어지면 고혈압만이 아니고, 여러 가지 병들을 유발하게 된다.

 가까이서 보면 나트륨의 원인이고, 멀리서 보면 칼륨의 원인이다. 칼륨은 정백식에 있는 것이 아니고, 모두 껍질에 들어 있다. 이것을 섭취하지 않다 보니 칼륨이 부족 되면서 그 영역을 나트륨이 침범하게 되어 칼륨의 기능이 약해지면서 고혈압 같은 병을 유발하게 된다. 고혈압약 가운데 칼륨으로 만들어진 약도 있는 것으로 알고 있다.

 칼륨을 제대로 섭취하고 있는지 쉽게 알 수 있는 것은 변을 보면 알 수 있다. 변이 큰 대(大)자 대변(大便)이면 염분을 다소 과잉섭취해도 칼륨이 이것을 배출시켜주므로 염분의 해가 적다.

 소금은 적게 섭취해야 하고, 많이 먹으면 안 된다고 외치는 사람 가운데 큰 대자 대변보는 사람은 아무도 없을 것이다. 그런 사람들은 확실히 소금을 적게 먹어야 한다.

 감자나 오이를 소금에 찍어 먹으면 맛이 한결 좋다. 이 식품에는 어느 식품보다 칼륨 성분을 많이 함유하고 있다.

식품별 칼륨과 나트륨의 양(100g당)

식품명	칼륨(mg)	나트륨(mg)	섬유질 함량		칼륨(mg)	나트륨(mg)
쌀 겨	(1,495)	(0)	토마토		178	5
노란콩	1,340	2	오이(껍질에 함유)		162	5
밀배아	1,100	3	우 유		148	55
감 자	485	3	달 걀	전체	143	152
현 미	326	79		난황	96	43
백 미	163	66	두 부		90	5

* 쌀겨는 타 자료에서 인용

[자료: 식품성분표(농촌진흥청 농촌자원개발연구소, 2006)]

4) 과잉 섭취

　친척 가운데 한 분은 음식이 들어오면 밥 먹기 전에 간장 한 숟가락을 먼저 떠먹고 밥을 먹기 시작한다. 70년대까지만 해도 밥상에 간장 종지가 얹혀졌지만, 지금은 없어졌다. 그 친척 분의 밥상에 간장종지가 없어지고부터는 그것보다 더 짠 젓갈이 항상 올려졌다. 답숟갈은 언제나 젓갈에 먼저 가 젓갈 반 숟갈을 먼저 떠먹고 밥을 먹었다. 그렇다 보니 소금의 양을 다른 사람보다 몇 배나 더 드셨지만, 그러면서도 아주 건강했다.

　백수(白壽)는 쉽지 넘길 것으로 여겼는데 84세에 위암을 앓게 되었다. 암을 발견했을 때는 전이된 상태에서 3기였다. 1년을 겨우 견디다 85세에 돌아가셨다. 그 친척 어른을 생각하면 소금이 수명을 단축하게 한다는 생각은 들지 않는다. 그렇지만, 한 사람의 실례를 갖고 전부가 그렇다고 말하기는 어렵다.

　소금을 연구한 사람들 가운데는 소금(죽염)을 오히려 많이 먹는 것이 좋다고 주장하는 사람들도 있다. 그들의 주장은 소금에 들어 있는 미네랄이 체내에 들어가서 부족한 미네랄을 채워주므로 건강에 도움을 준다는 의견을 제시하고 있다. 그러나 필자의 견해는 이들과는 다르다.

5) 세포막을 치유

우리 몸은 60조의 세포로 구성되어 있다. 세포 하나하나가 모두 생명체이다. 이 세포의 건강을 지켜주는 방패막은 세포의 막이다. 세포에는 55%의 단백질을 함유하고 있다. 단백질은 조직을 강화시키는 물질이 아니고 이 사람의 말, 저 사람의 말에도 영향 평가 없이 바로 받아들일 수 있는 물질이 단백질이라고 할 수 있다. 단백질은 남성적인 억센 기질이 아니고, 보들보들한 여자의 기질이 되어 때로는 손해 볼 때가 많은 형이다.

우리의 삶은 총만 안 들었다 뿐이지 전쟁터와 같은 삶이다. 대포 연기 대신에 차의 매연과 탁해진 공기 속에 살고 있고, 수돗물은 몇 년 전보다 염소의 양을 많이 넣고 있어 전쟁터에서 양질의 물을 마실 수 없는 것과 흡사하다. 대인관계에서 받는 스트레스와 쏟아지는 매스컴의 공해는 언제 죽을지 모르는 전쟁터에서 받는 스트레스보다 더할 수 있다. 또, 먹지 않으면 안 되는 약은 적의 진지를 향해 공격이 임박했다는 긴장의 소리나, 멀리서 들려오는 대포 소리보다도 더 심한 해(害)가 될 수 있다.

이런 것들이 우리의 세포를 시달리게 한다. 세포는 모든 생물의 최소단위의 구성체이다. 우리 몸의 60~70%는 수분이고, 나머지는 다양한 기능을 가진 60조의 세포로 형성되어 있다. 세포는 육안으로 볼 수 없을 정도로 미세하지만 그 형태는 가지각색이고 아주 정교하게 이루어져 있다. 그리고 각 세포마다 생명체를 가지고 있다.

  세포는 외부에서 영양을 받아 소화하고 이것을 에너지로 전환시키거나 분열하여 세포 수를 증가시키면서 우리 몸을 유지시킨다.

  세포에서 뇌에 해당하는 핵에는 유전에 관한 정보가 가득 채워져 있고, 세포질에는 몇 개의 소기관들이 들어 있어서 인체의 내장과 같은 기능역할을 한다. 그중에서도 미토콘드리아(mitochondria)에서는 에너지를 만들어 내는 중요한 일을 한다. 식물마다 껍질이 있어 그 식물을 보호하듯이 세포에도 세포막이 있어서 생명체인 세포를 보호한다. 생명을 보호하는 세포막은 단순한 각으로 형성된 것이 아니고, 세포막이 파괴되거나 찌그러지는 것을 막기 위해서 고분자 다당체를 가지고 3차원적 구조로 이루어져 있다. 그리고 세포 주위에는 물로 형성되어 있다. 그 물이 독소를 함유하지 않은 깨끗한 물이라고 하면 세포막에는 시달림이 없다. 그러나 그 속에는 활성산소 같은 유해물질이 많다 보니 항상 시달림을 받게 된다. 그렇다 보니 전자현미경으로도 잘 볼 수 없는 미세한 상처들이 있다. 우리 몸도 너무 피곤하면 얼굴이 붓듯이 세포막도 조금이나마 부어 있다.

소금이 야채나 생선 등의 본래 색깔을 유지하는 역할을 하듯이 세포의 신진대사를 활발하게 하고 혈액을 깨끗하게 하며, 방부제 역할과 살균작용과 염증으로 인해 오는 부기까지도 가라앉히는 작용을 한다. 이런 작용이 미세한 세포의 상처를 치유케 하고 회복시키므로 건강에 도움을 준다.

6) 천일염(天日鹽)

소금에는 몇 가지 종류가 있는데, 암염(岩鹽), 천일염, 정제염으로 나눌 수 있다. 암염은 육지의 소금산이라고 하는 곳에서 얻어지는 소금이고, 천일염은 3%의 바닷물을 염전에 채워서 그 물을 증발시켜 얻어지는 소금으로 글자 그대로의 천일염(天日鹽)이다. 정제염은 불순물이 없는 99%의 염화나트륨이다.

천일염에는 나트륨이 85%를 함유되어 있고, 그 외에 칼륨, 마그네슘, 황, 망간, 아연, 불소 등 유익한 물질이 있는가 하면 그 반면 독성 물질인 납, 수은 등도 함유하고 있다. 이 독성 물질에는 소금에만 있는 것이 아니고 우리가 매일 먹는 쌀에도 함유되어 있다. 어떤 농학자는 "쌀의 농약성을 밝히면 대혼란이 오기 때문에 그것을 감춰놓고 있다."는 말을 했다. 그렇다면, 앞으로 우리가 먹는 먹거리만은 중지(衆志)를 모아 친환경적 농산물을 생산해야 할 것이다.

천일염은 저류지로 유입한 해수를 태양열, 바람, 조수간만의 차 등 자연을 이용하여 수분을 증발시켜 만든 소금이다. 천일염의 염도는 일반적으로 90% 내외이고 우리 인체에 필요로 하는 미네랄을 10% 정도 함유하고 있다. 색상은 백색과 투명색이 있으나 한국산은 기상관계 등으로 염도 80~85% 내외의 백색이다.

천일염은 예로부터 먹어오던 전통식품이면서도 지금까지 염관리법에 광물로 분류되어 왔다. 이로 인해 식품으로 인정받지 못하고 젓갈을 담그거나, 김치 공장에서 식품으로 사용 시 불법으로 처벌받아 왔으나 최근에 와서야 천일염을 식염으로 사용 가능토록 법률이 개정되었다.

법은 진리를 따라가지 못하고 때로는 뒤늦게 쫓아가는 꼴이다. 지금까지 천일염은 대갓집의 적자(嫡子)였지만 헛간채에서 생활해야 하는 천덕꾸러기 신세였다. 그러나 대갓집의 한 종은 안채에 살면서 그 집의 주인행세를 하고, 당당하고 높은 위치에 올라있는 사람으로 착각하면서 지금까지 살고 있는 것이 정제염이다. 필자는 천일염이 진짜 주인이고 정제염은 가짜 주인임을 알기 때문에 암 환자 있는 가정에서는 천대받는 천일염으로 만든 된장이나 간장을 먹도록 권유한다.

정부가 권유하고 있는 정제염은 정말 깨끗한 염화나트륨(NaCl)으로써 순도가 99%로 불순물이 없는 소금이다. 여기에는 천일염에 많이 함유된 마그네슘, 칼슘, 칼륨, 망간, 인 등의 각종 미네랄은 완전히 없어진 소금이다. 우리 몸은 다양한 원소로 구성되어 있어서 다양한 성분들을 요구하고 있지만, 소금만은 지금까지 99%의 염화나트륨인 정제염만 사용하게끔 법으로 정해져 있었다.

7) 예수님이 권유한 소금

"소금이 만일 그 맛을 잃으면 무엇으로 짜게 하리요(마태복음 5:13)"라는 이 말을 몇 번 되풀이해서 읽는 가운데 '소금이 만일 그 기능을 잃으면 무엇으로 대체하리오.' 하는 말씀으로 들려졌다.

너무 깨끗하고 불순물이 없는 이 정제염이 우리의 건강을 해치는 주범 가운데 하나이다.

현미는 거칠고 농약성이 더 있기 때문에 우리 몸에는 맞지 않고 9분도, 10분도의 백미가 우리 몸에 더 좋다고 하는 논리와 흡사하다. 백미에는 농약 제거 능력이 없어도, 누런 현미에는 그것이 있듯이 다소 덜 흰 천일염에도 소금의 문제점은 있지만, 그것을 해독시키면서 정화할 수 있는 성분도 그 속에 다 들어 있다. 그러나 깨끗한 정제염에는 그것이 없다. 백미, 흰밀가루, 흰설탕, 흰소금(정제염), 흰조미료(화학조미료)는 천사로 가장한 악마이고, 질병을 만들어 내는 현대의 선악과이다.

천일염으로 김치를 담으면 김치에 구수한 맛이 더 있다. 이 맛은 마그네슘과 여러 성분에서 나온 맛이다. 그러나 정제염으로 담으면 그 맛이 없다. 천일염 즉, 예수님이 말하는 소금은 질병을 치유케 하는 힘이 있어도, 정제염은 이단과 같은 종교로 그 속에는 감칠맛도 없고, 구원의 역사도 없다.

우리에게 진정으로 도움을 주는 것은 가공된 정제염보다 자연 그대로의 순수성을 간직한 천일염이라는 것을 몇 번이고 강조하고 싶다.

3. 식초(醋)

우리는 조미료라고 하면 소금, 간장, 화학조미료를 생각하기 쉽지만, 식초도 엄연히 조미료이다.

식초는 제조법에 따라 양조식초와 합성식초로 구분된다. 양조식초는 발효법을 이용해서 제조한 식초이고, 합성식초는 화학적인 방법으로 만들어진 식초이다. 식물의 유기산을 이용하여 만든 현미식초, 사과식초, 포도식초, 감식초, 매실식초 등이 양조식초에 속한다.

성경에는 식초 대신에 초(醋)라는 말로 사용되었다. 초가 모세시대에 나오므로 3,500년 이상의 역사를 갖고 있다.

"이스라엘 자손에게 전하여 그들에게 이르라 남자나 여자가 특별한 서원 곧 나실인의 서원을 하고 자기 몸을 구별하여 여호와께 드리려고 하면 포도주와 독주를 멀리하며 포도주로 된 초나 독주로 된 초를 마시지 말며 포도즙도 마시지 말며 생포도나 건포도도 먹지 말지니 자기 몸을 구별하는 모든 날 동안에는 포도나무 소산은 씨나 껍질이라도 먹지 말지며(민수기 6:2~4)"라고 했다.

'나실인(Nazirite)'은 '바친다.', '헌신한다.'라는 뜻을 가진 '나자르(nazar)'에서 파생된 말로써 하나님께 헌신한 자를 가리킨다. 나실인은 서원한 기간에는 포도주나 초도 마시지 않고 몸을 구별하여 거룩하게 하였다.

성경에서 포도주 하면 먼저 떠오르는 것이 노아의 실수이다.

"노아가 농사를 시작하여 포도나무를 심었더니 포도주를 마시고 취하여 그 장막 안에서 벌거벗은지라(창세기 9:20~21)"

포도주는 신경을 마비시켜 사람을 실수케도 하지만 식초는 그렇게 하는 일은 없다.

예수님께서 십자가 위에서 "목마르다." 하실 때 거기에는 신 포도주가 가득히 담긴 그릇이 있었다. 저온살균법이 개발되기 전에는 포도주가 높은 온도에서 쉽게 식초로 변할 수도 있었다.

식초를 영어로는 'vinegar'라고 한다. 이 단어는 프랑스어로 포도를 뜻하는 'vin'과, 신맛을 뜻하는 'aigre'이 합쳐진 'vinaigre'에서 온 말이다. 초산, 주석산의 산(酸)을 'acid'라고 하는데 이 단어도 라틴어로 '시다'라는 뜻이다.

포도주의 역사는 식초의 역사라고 할 수 있다.

포도주를 담을 때 효모나 설탕 함량을 잘 맞추지 못하였거나 포도 씻은 물을 덜 제거하고 포도주를 담으면 신맛을 내면서 식초가 될 때도 있다. 포도 주생산국인 프랑스에서는 19세기 중반, 너무 빨리 시어 버리는 포도주 때문에 양조업계의 손해가 이만저만이 아니었다. 양조업계의 이런 상황을 의뢰받은 파스퇴르는 효모 속의 박테리아가 주범이라는 것을 알아냈고, 포도주가 산화하는 것을 방지하기 위해서 저온살균법을 고안해냄으로써 프랑스 포도주산업 발전에 큰 공헌을 하였다.

식초에 대한 첫 노벨상은 미국의 프리츠 리프만(Fritz A. Lipmann) 박사와 영국의 H. A. 크렙스(Hans Adolf Krebs) 박사였다. 이들은 식초를 먹으면 피로가 가셔지고, 탁한 소변이 맑아지는 것은 몸속에 쌓여 있던 젖산(유산)물질을 제거시켜 주기 때문이라고 했다. 이를 연구하여 세프의 유기물 산화 과정인 시트르산 회로(TCA cycle 혹은 Krebs cycle)를 밝힌 공로로 1953년 공동으로 노벨 생리·의학상을 받았다.

이후에 식초로 두 번째 노벨상을 받은 사람은 미국의 콘래드 블로흐(Konrad E Bloch) 박사와 서독의 페오드르 리넨(Feodor Lynen) 박사였다. 식초를 마시면 식초의 주성분인 초산이 부신피질호르몬을 만들어내고, 이것이 현대인들이 많이 겪는 스트레스를 해소 시킨다는 콜레스테롤과 지방산(脂肪酸)의 대사작용을 연구해 1964년 노벨 생리·의학상을 공동 수상했다.

이 글을 쓰면서도 분통이 터지는 것은 식초 하나에서 2번씩이나 노벨상을 받았는데, 우리나라는 어찌해서 평화상을 제외한 노벨상은 한 사람도 받지 못했느냐 하는 것이다.

교육이 잘못되었다면 잘못된 교육 부분을 과감히 고쳐야 할 것이다. 지금 교육은 모두 암기식 교육이다. 세계의 강 이름을 다 외우고, 세계 유명 산 이름을 다 안다고 해서 노벨상을 받는 것은 아니다. 어떤 식물의 한 성분과 거기에서 올 수 있는 획기적인 작용만 밝혀내도 노벨상은 받을 수 있다. 노벨상은 창의적이고 독창성을 기르는 교육이 아니면 받을 수 없는 상이다.

　포도식초는 프랑스가 유명하고 사과식초는 미국이 유명하다. 한국의 고유 식초는 탁주로 만든 식초였다. 지금은 시골에서 제조과정이 번거로운 막걸리를 만들지 않지만, 술을 직접 만들어 먹었던 예전에는 안방 아랫목 옆에는 목이 긴 식초병이 있었다. 거기에는 3~5%의 초산이 든 식초찌꺼기가 항상 담겨있어서 농주를 붓고 간간이 흔들어 주면 발효가 잘 되어 7일이면 숙성된 식초가 되었다.
　식초 자체는 산성물질이지만, 체내에 들어가면 산성물질인 젖산을 제거시키는 작용을 하므로 알칼리성 식품이다. 식초가 피로회복에 좋은 것도 이 때문이다.
　술을 과음하는 사람도 저녁에 물을 많이 마시면 간이 나빠지는 일이 없듯이 평소에 신 김치나 식초를 많이 먹는 사람은 신장이 나빠지지 않는다. 신장에 부담을 주는 산성물질을 식초가 사전에 제거시켜 주기 때문이다.
　폐와 신장은 몸속에서 만들어진 산(Acid)이 체내에 쌓이지 않도록 밖으로 내보내는 일을 한다. 폐의 기능은 매일 염산 20~40 에 해당하는 이산화탄소를 몸 밖으로 내보내고, 신장에서는 염산 50~150㎖에 해당하는 양의 이산화탄소를 매일 내보내고 있다.
　신장병만이 아니고 모든 고질병들은 산성체질에서 오고 산성체질은 대체로 정백식과 육식 상용에서 많이 온다. 이 산성물질을 체내에서 쉽게 배출시킬 수 있는 것이 식초이다.

식초를 미국 사람들은 1년에 약 3ℓ 정도 먹는다고 한다. 이것은 하루에 15㎖의 양이지만, 한국 사람들은 1년에 1ℓ도 먹지 않는 편이다. 그렇다고 보면 한국 사람은 미국 사람보다 산성체질을 더 유발할 수 있고, 신장에 부담을 주는 신장병 환자도 더 많을 가능성을 갖고 있다.

대한신장학회(이사장 김성권, 서울대 의대 신장내과) 발표에 의하면 말기 신부전환자가 1986년에 2,534명이었던 것이 20년이 지난 2005년 12월 말에는 44,333명으로 15배나 증가했다. 2005년 신규 환자만도 8,623명에 이른다고 했다.

당뇨병을 앓는 말기 신부전환자의 5년 생존율이 39.9%인 데 비해 암환자의 5년 생존율은 45.9%(보건복지부 2005년 추산치)에 이른다. 말기 신부전증환자에게는 듣기 싫은 이야기가 되겠지만, 암환자보다 생명이 짧다는 것이다. 정백식 같은 잘못된 식생활 습관이 산성체질을 유발하면서 이렇게 많은 환자를 양산시키고 있다.

필자의 저서 가운데『건강으로 가는 길』에는 치병에 효과 있는 1차 식품을 논하면서 1차 식품인 현미, 된장, 식초 등에 대해 정리해 놓았다. 이 내용을 보고 식초 중에도 어떤 식초를 먹는 것이 더 효과가 있느냐고 문의해 온 사람들이 많았다. 이때가 감식초 붐이 일 때이다.

백미로 만든 식초보다 현미로 만든 식초가 더 좋은 것은 분명하다. 식초에는 영양소의 성분에 의한 작용이 아니고, 우리가 먹은 음식물이 소화되는 과정에서 몇 가지의 산이 있어야 한다. 이 가운데 하나인 식초의 주성분 초산도 여기에 해당된다.

식초는 영양소가 중요한 것이 아니고, 산(酸) 자체의 기능이 중요하므로 일반 식초 값의 10배씩 하는 식초는 경제적으로 따져보아야 할 것이다.

일본은 초밥, 초절임 등 식초를 이용한 전통음식이 많고 이를 좋아하다 보니 우리보다 식초를 많이 먹고 있다. 이런 것이 일본을 장수국으로 만들지 않았나 하는 생각이다.

서커스 하는 사람들이 몸을 아주 유연하게 움직이는 것을 보고 저들이 평소 식초를 많이 먹어서 뼈가 연해져서 저렇게 잘 움직인다는 이야기를 조부에게서 듣기도 했고, 타인에게서도 들었지만 이것은 낭설이다.

그들이 식초를 많이 먹는다고 해서 뼈가 연해지는 것은 아니다. 식초는 굳어진 근육을 유연하게끔 풀어주는 작용을 한다.

식초가 좋다고 해서 아무 때나 물에 타서 마시는 것은 좋지 않다. 식초는 pH 2.5에 해당하는 극산성 물질로써 위액의 분비를 촉진한다. 평소 위산이 많은 사람은 식초를 먹지 않는 것이 좋고, 유기산이 많은 사과도 덜 먹는 것이 좋다.

식초는 식사 시 먹는 것이 좋고, 식초를 탄 음료는 공복이 아닌 식후에 바로 마시는 것이 좋다.

"사랑하는 자여 네 영혼이 잘됨 같이 네가 범사에 잘되고 강건하기를 내가 간구하노라 (요한3서 1:2)"

우리의 강건함을 주님은 항상 원하고 계신다.

평소 식탁 위에 식초병을 올려놓는 것도 가족 건강을 위한 하나의 방법일 수 있다.

<식초의 이용>

식초는 살균력이 강해서 대부분의 병원균은 30분 이내에 사멸한다. 그래서 식중독을 일으키는 살모넬라균이 음식을 통해 들어와도 식초만 먹으면 예방이 된다.

식초에 담근 식품은 장기간 보존할 수 있어서 가공식품 등에 유용하게 사용되고, 과일을 식초로 씻는 방법과 같은 위생적인 면에도 많이 이용된다. 또 그 신맛은 식욕을 돋우고 소화액의 분비를 촉진하는 등 체내에서 유익한 작용을 한다. 특히 스트레스 완화에 큰 효력이 있어 정신적인 피로가 심할 때 식초에 꿀을 타서 먹으면 쉽게 안정되기도 한다.

위산분비가 적으면 위 속의 펩신도 활성을 기하지 못한다. 이때 식초가 들어가면 펩신의 활성을 도울 수 있고, 또 식초의 살균력에 의해 위 내로 들어온 음식물의 잡균 증식을 못하게끔 도와준다.

식초는 소금의 짠맛을 완화하는 작용도 하고, 생선구이를 초간장에 찍어 먹으면 맛을 한결 더 낸다. 그 밖에 야채류 가운데 껍질이 벗겨진 것이 공기에 노출되면 산화작용에 의해 갈변현상이 일어난다. 그런데 식초가 갈변을 일으키는 효소를 억제하므로 우엉, 연근 등을 조리할 때 식초에 담으면 색이 변하는 것을 방지한다.

4. 포도주의 효과

디모데전서 5:23
"이제부터는 물만 마시지 말고 네 위장과 자주 나는 병을 위하여는 포도주를 조금씩 쓰라"

사도 바울은 그의 사랑하는 제자 디모데에게 병을 위해서는 포도주를 사용할 것을 권유하고 있다. 자신의 정결을 위해 오직 물만 마시고 포도주는 마시지 않았을 디모데는 병균들로 오염된 물을 계속 마셔서 이질이나 위장병에 걸렸을 가능성이 높다. 이런 디모데에게는 장의 활동을 도우며 식중독 예방에도 효험이 있는 포도주가 위장병에 좋은 치료제 역할을 할 수 있을 것으로 본다.

한국인이 알래스카에 가서 이웃 지역에 가려고 했을 때 거주민이 손에 쥐여주는 것이 있어서 보니 포도주였다. 이것이 어디에 필요하냐고 했더니 가면 알게 된다고 했다. 얼마 가지 않아 몸 전체가 시려오다가 뼛속까지 추위가 스며드는 것 같았다. 이때 포도주를 많이 마시지 말고 한 모금씩 마시라고 일러주어서 그렇게 했더니 추위가 한결 덜했고, 목적지까지 무사히 갈 수 있었다고 했다.

만약 그 상황에서 "나는 크리스천이기 때문에 포도주가 필요 없다."라고 거절하였다면 어떻게 되었을까?

이때 사용한 포도주는 취흥(醉興)으로 사용한 것이 아니고 몸의 기온을 높여 냉기를 몰아내는 작용을 하므로 '주(酒)'가 아닌, '약(藥)'으로 보아야 할 것이다.

포도주의 영양성분(가식부 100g당)

성분 식품명	칼로리 (kcal)	수분 (g)	단백질 (g)	지질 (g)	탄수화물 (g)	섬유소 (g)	회분 (g)	무기질					비타민			
								칼슘 (mg)	인 (mg)	철 (mg)	나트륨 (mg)	칼륨 (mg)	판토텐산 (mg)	B₂ (mg)	B₆ (mg)	니아신 (mg)	C (mg)
단포도주 (알코올14%)	123	76.9	0.1	0	12.2	0	0.1	4	5	0.3	3	36	0.03	–	0	–	0
백포도주 (알코올 12%)	74	87.9	0.2	0	2.4	0	0.2	9	7	0.5	5	46	0.07	0.01	0.02	0.1	0
적포도주 (알코올 12%)	70	86.0	0.2	0	4.8	0	0.2	7	10	0.5	6	52	0.07	0.01	0.03	0.1	0

[자료: 식품성분표(농촌진흥청 농촌자원개발연구소, 2006)]

프랑스인들은 고칼로리, 고지방(동물성 지방) 식사를 즐기지만 미국인들보다 심장병으로 인한 사망률은 1/3이나 낮다고 한다. 이와 같은 역설적인 현상을 '프렌치 패러독스(French paradox)'라 하며 그 이유를 적포도주의 섭취량으로 들고 있다. 프랑스인들은 적포도주를 세계에서 가장 많이 마시는 국민이다. 이 적포도주에 함유된 항산화 성분인 '폴리페놀(polyphenol)'이 혈액 내에서 혈소판 응집을 억제하여 혈전 형성을 예방하는 효과가 뛰어나 동맥경화 예방과 각종 성인병에도 효능이 있는 것으로 알려져 있다.

이처럼 적포도주가 심장에 좋다는 것이 매스컴에 방영되자 한때 적포도주 구하기가 어려운 적도 있었다. 전에 심장 기능이 약했던 한 분은 "수년째 3분의 2컵 분량의 포도주를 저녁마다 마시고 잔다. 그러면 잠도 잘 오고, 아침에 자고 일어나면 머리도 개운하다."고 했다.

가벼운 불면증은 포도주로도 효과를 얻을 수 있다. 포도주가 혈액순환을 잘 되게 하여 뇌에 산소량을 높여주므로 가벼운 증세는 낮게도 한다.

위염이나 궤양성 위장병에는 포도주가 들어가면 알코올 작용에 의해 염증을 더 확대시킬 수 있다는 생각도 할 수 있지만, 위 효소액인 펩신이나 염산이 부족하여 속이 항상 더부룩한 증세에는 포도주가 들어가면 많은 도움을 준다. 이는 포도주의 발효·숙성 과정에서 생긴 유산균이 장의 활동을 활성화하고 유기산 성분이 위액을 증가시켜 소화에 도움을 주기 때문이다.

그리고 가벼운 스트레스에 의해 왔다고 할 수 있는 신경성 위장병은 잘 때 포도주 한 컵씩 마셔주면 근육의 긴장을 풀어주고, 포도 껍질에 많이 들어 있는 플라보노이드 성분과 12% 함유된 알코올이 혈액순환을 잘 시켜주므로 낫게 할 수 있다. 또 긴장되면서 오는 신경성 질환에도 진정효과를 얻을 수 있다.

이러한 논리의 글을 보고 식품으로 병을 고칠 수 있다고 한 이론에 동조할 수 있는 사람은 극소수에 지나지 않는다. 대개의 사람들은 아직까지 식품은 식품이고, 약은 약이라는 개념으로 구분 지으려는 사람들이 너무나 많다. 이분들에게는 대단히 죄송한 이야기지만 만성적인 질병을 앓고 있으면 그 병은 고치기 어렵다.

만성병은 약으로 고치기 어려운 병이다. 그러나 병을 이길 수 있는 면역력을 키워주면서 약을 사용하면 그 병은 낫게 된다. 이때 명심해야 할 것은 약이 주가 되어서는 그 병을 고치지 못하고, 면역강화 식품이 주가 되고 약은 보조적인 역할을 한다는 개념으로 사용하면 불치의 병, 난치병이라고 하는 병들도 낫게 된다.

남들이 잘 사용하지 않는 이런 이론을 펼치는 것도 필자가 영원히 고치지 못하고 죽음을 맞이할 때만 해결될 것으로 여겼던 병을 21년 단에 고쳤기 때문이다. 고치게 된 원인은 어느 유명 교수의 거창한 이론도 아니고, '토양과 인체는 동일하다.'는 단순한 이론을 체득하면서 병이 낫게 된 것이다.

이것을 알기까지는 21년간의 투병생활과 21년간의 농촌생활이 있었기 때문이다. 그러나 그전 2년 반의 무공해 인간 생활(『무공해 인간의 목소리』 참조)을 체득한 후 농촌생활을 체험케 하였다. 그러나 단순한 농촌생활이 아니라 농업지식을 갖고 체득할 수 있었던 농촌생활이었다. 이것이 있었기에 틀에 박힌 복사판의 글이 아닌 독자적인 이론까지 제기할 수 있게 된 것이다.

"김 선생이 정규코스의 학업을 밟았으면 이런 글을 도저히 쓰지 못했을 것입니다."라고 한 어느 독자의 말은 정곡을 찌르는 말이기도 하다.

"하나님께서 세상의 미련한 것들을 택하사 지혜 있는 자들을 부끄럽게 하려 하시고 세상의 약한 것들을 택하사 강한 것들을 부끄럽게 하려 하시며 하나님께서 세상의 천한 것들과 멸시 받는 것들과 없는 것들을 택하사 있는 것들을 폐하려 하시나니 (고린도전서 1:27~28)" 세상에서 천하고 멸시받고 없는 자를 택한 이유의 답은 29절에 나와 있다.

"이는 아무 육체도 하나님 앞에서 자랑하지 못하게 하려 하심이라"

아무것도 자랑할 수 없는 자를 선택하여 『모세의 건강법』을 쓰게 한 것은 모두가 하나님의 은혜이다.

일반 농사꾼으로서는 사용할 수 없는 농업용어와 농업지식을 사용할 수 있게 된 것은 질병으로 인해 모든 것을 잃고 농촌에 들어갔을 때는 마을에서 제일 가난한 자였다. 여기에서 벗어나는 길은 남들보다 깊은 농업지식을 갖고 그것을 잘 활용하면 그들보다 앞설 수 있다는 뜻에서 농업서적들을 탐독했다. 그렇게 얻은 지식 덕분에 15년 뒤에는 마을에서 부자 소리까지 듣게 되었고, 그 지식을 이 책에도 활용하고 있다.

5. 우슬초(牛膝草)

시편 51:7
"우슬초로 나를 정결하게 하소서 내가 정(淨)하리이다"

　이스라엘에서는 나병환자가 몸이 깨끗하여졌을 때 제일 먼저 찾아가는 데가 제사장이다. 제사장이 그것을 확인한 후 이를 증명해주는 증서만 있으면 그때부터 성 외곽에서 일반인과 구별된 생활을 하지 않고, 성 안에 들어가 일반인과 동일한 생활을 할 수 있었다.
　나병에서 정결함을 받았을 때, 제사장에게 가져가는 물품 중의 하나가 우슬초였다(레위기 14장). 그 외에 죽은 자를 만진 자에게 정결하게 하는 의식에도 쓰였고(민수기19:16~19), 언약의 피뿌림 의식으로 정결하게 할 때에도 우슬초가 쓰였다(히브리서 9:19~20). 또한, 다윗은 나단 선지자로부터 책망을 듣고 죄씻음으로 정결하기 위해 우슬초를 사용하였다(시편 51:7).
　우슬초는 이스라엘에서는 곳곳에서 흔히 볼 수 있지만, 그중에서도 돌담 사이와 길옆 같은 데서 많이 볼 수 있는 여러해살이식물이다. 우리나라에서는 길옆, 빈터, 밭둑 등 토심이 깊은 곳에 잘 자라는 식물이고, 뿌리 수가 많으면서 곧게 내려간다.
　해가 갈수록 우슬초 보기가 어려워지는 것은 우슬초가 관절염에 좋다는 소문 때문에 보는 사람마다 캐가기 때문이다.

필자가 처음 우슬초의 이름을 알게 된 것은 성경에서이고, 그 다음은 류마티스 관절염을 앓으면서 우슬초를 많이 먹게 되면서였다.

민간요법에서는 골담초에 우슬초를 넣고 끓인 물로 식혜를 만들어 먹으면 관절염에 좋다 해서 상당기간 먹었지만 효력은 얻지 못했다. 관절염은 어느 날 갑자기 오기도 하지만, 대부분 자신도 모르게 서서히 관절에 염증이 유발되면서 발병하므로 낫는 기간도 그만큼 길어진다.

퇴행성 관절염과 류마티스 관절염은 90년도 이후부터 급격히 많아진 병이다. 관절염에 민간요법으로 권할 수 있는 것은 우슬초, 오가피껍질, 자귀나무껍질을 각각 12g씩을 1일 용량으로 해서 장기간 사용해야 효력을 얻는다. 오가피가 들어가면 써서 먹기가 좀 거북하지만, 장기간 사용해도 인체에는 부작용이 없는 약재들이다.

우슬초의 주작용은 청혈, 진통, 소염작용이 있기 때문에 통증이 심한 관절염에 다소 진통 효과가 있다.

위의 글은 국내에서 자생하는 우슬초가 성경에 나오는 우슬초와 동일하다는 뜻에서 쓴 글이지만 『성서의 식물(최영전 엮음)』에서는 성경에 나오는 우슬초는 히브리어 'ezob'로서, ezob는 지중해 연안·북아프리카·서남아시아가 원산지인 '마조람(marjoram)'이라고 성서식물학자들은 주장하고 있다.

마조람은 말려서 10여 년이 경과해도 그 향기나 약효가 없어지지 않고 그대로 남아 있는 약초이다. 박하같이 상쾌한 향기를 풍기면서, 잎과 꽃에 정유(精油)를 함유하고 있고, 효능으로는 살균·소독·보존(保存)작용이 있어 성경에서 정결케 하는 데 쓰였던 식물이 확실하다고 했다.

"모세가 이스라엘 모든 장로를 불러서 그들에게 이르되 너희는 나가서 너희의 가족대로 어린 양을 택하여 유월절 양으로 잡고 우슬초 묶음을 가져다가 그릇에 담은 피에 적셔서 그 피를 문 인방과 좌우 설주에 뿌리고 아침까지 한 사람도 자기 집 문 밖에 나가지 말라(출애굽기 12:21~22)

마조람은 박하 같은 향이 있고 살균작용이 있어 우리 민족이 쑥을 묶어 처마에 매달아 두듯이 유대인들도 마조람을 다발로 묶어서 처마에 매달아 두고 정결케 하는 데 사용했을 것이다. 그렇다 보니 출애굽을 앞둔 약 200만 명 유대인들은 가족 수로 따져도 수십만 가족이 되는데 그 많은 양의 마조람을 하룻밤 사이에 구할 수 있었던 것은 그러한 관습 때문이라고 했다.

필자는 이것을 두고 우슬초(쇠무릎)가 맞느냐? 마조람이 맞느냐? 를 논하려고 이 글을 쓴 것은 아니다. 단지 이런 설도 있음을 알리기 위해서이다.

[마조람의 효능]

고대 그리스에서 의사들은 마조람을 내복제 및 외용제로 사용하였다. 내복제로는 오한, 소화기능을 높이는 데 사용했고, 건조한 잎과 꽃은 포대에 담아 류마티스 통증에 찜질 외용제로 이용했다. 잎에서 채취한 오일은 류마티스통증과 두통, 치통을 비롯하여 불면, 소화불량에도 사용했다.
효능에 있어서는 국내산 우슬초와 유사성을 갖고 있다.

예수님께서 십자가 위에서 "내가 목이 마르다." 하실 때 옆에 있는 그릇에는 신 포도주가 담겨 있었다. 이 신 포도주를 스펀지같이 빨아들이는 해면(海綿)에 묻혀 "우슬초에 매어 예수의 입에 대니(요한복음 19:29)" 예수께서 신 포도주를 받으신 후 "다 이루었다(요한복음 19:30)"고 하셨다.

신 포도주에는 약간의 마취작용과 진통작용이 있다. 그것을 마시면 다소 고통을 감할 수 있지만, 세상의 죄를 다 지고 가는 어린 양이 되기 위해서 그것마저 외면하시고 "다 이루었다."는 한마디 말만 하신 후 운명하셨다.

예수가 탄생한 곳은 누추한 마구간의 빈 구유였고, 운명한 곳은 목숨이 끊어질 때까지 태양이 작열하고 큰 고통이 가해지는 십자가 위가 바로 마지막 운명대였다. 예수가 이런 수모와 고통을 겪었기에 심판 뒤에 있을 우리의 수모를 감춰주셨고, 있어야 할 고통에서 해방시켜 주셨다.

우슬초는 깨끗하게 하는 작용이 있다. 예수는 우리를 죄에서 깨끗하게 하려고 높은 십자가에 달리셨다. 로마에 반역을 꾀하는 자에게나 내리는 십자가형을 죄 없는 예수께 행했고, 양손과 발의 못 자국에서 흘러내리는 피는 나무마저 얼룩지게 하였다.

우직하면서 무자비한 로마의 한 병사는 임종 직전에 고통을 감수하면서 고개를 숙인 예수의 옆구리에다 창까지 찔러 피와 물을 한 방울도 남겨놓지 않고 모두 쏟게 하였다.

그 피 흘림이 있었기에 죄 사하는 은총이 우리에게 주어졌고, 우슬초의 뜻과 같이 죄가 검을지라도 흰 눈과 같이 희게 하는 속죄의 은총을 주셨다. 그리고 3일 뒤에는 부활하여 인류에게 부활의 참 소망을 안겨 주었다.

우슬초를 우슬 또는 쇠무릎이라고도 한다. 여러해살이식물로서 높이는 40~100㎝이고, 곧게 자란다.

효능에는 이뇨(利尿), 관절염, 통풍, 진통, 소종(消腫)작용 등이 있고, 1일 사용량은 6~18g이다.

6. 엉겅퀴

창세기 3:18
"땅이 네게 가시덤불과 엉겅퀴를 낼 것이라 네가 먹을 것은 밭의 채소인즉"

히브리서 6:7~8
"땅이 그 위에 자주 내리는 비를 흡수하여 밭 가는 자들이 쓰기에 합당한 채소를 내면 하나님께 복을 받고 만일 가시와 엉겅퀴를 내면 버림을 당하고 저주함에 가까워 그 마지막은 불사름이 되리라"

성경에는 엉겅퀴가 하나님이 인간에게 내리신 저주와 황폐해진 땅의 상징으로 나타난다.

『성서의 식물(최영전 엮음)』에서는 창세기나 호세아서에 나오는 엉겅퀴로 번역된 식물은 히브리명 'dardar'라 하는 '가시수레국화'를 지칭한 것으로, 이것도 엉겅퀴처럼 잎에 가시가 있고, 열매도 가시 같은 털뭉치가 있어서 엉겅퀴로 번역된 것으로 보인다고 했다.

그러나 우리나라의 산과 들에 많은 엉겅퀴와 유사한 엉겅퀴(milk thistle)가 중동지역에서도 많이 자생하고 있다. 이 엉겅퀴(milk thistle)의 이명(異名)이 '마리아 엉겅퀴(mary thistle)'라고 불리는 것은 성모 마리아가 아기 예수를 품에 안고 애굽으로 피해 가던 중, 길가에서 젖을 먹이다 젖이 길섶에 있던 엉겅퀴잎에 떨어지면서 잎에 흰 반점이 생겼다고 해서 붙여진 이름이다. 그렇다고 보면 성경에 나오는 엉겅퀴가 '가시수레국화'가 아닌 'milk thistle'일 수도 있다는 생각이 든다.

엉겅퀴는 국화과의 여러해살이식물로, 자라면서 잎의 억세고 날카로운 가시 때문에 만지기도 쉽지 않고, 짐승의 먹이로도 사용하지 못하므로 저주의 식물로 여겼다. 성경에서도 엉겅퀴는 황폐하고 쓸모없는 땅에서 자라는 식물로 표현되어 있다. 그러나 엉겅퀴의 효능은 우슬초보다 모든 면에 앞선다.

필자가 21년간 류마티스를 앓아오면서 먹은 약들은 2톤 트럭으로 한 트럭은 넘을 것으로 여긴다. 그중에 많이 먹은 약재 가운데 하나가 엉겅퀴였다.

1963년 어느 봄날 지리산에 들어갈 때 진주에서 버스를 타고 가는데 내 옆에 앉은 사람은 40대 중반으로 농촌에서 생활한 다고 했지만, 말씨나 행동으로 보아 직접 농사짓는 농민 같지는 않아 보였다. 부모의 유산을 물려받은 지방의 유지이거나 아니면 농촌에서 산판(山坂)이라도 하는 사업가로 보였다.
  필자는 지리산에 들어가게 된 상황을 그 사람에게 다 이야기했다. 그랬더니 그 사람은 "내가 아는 사람 가운데 한 사람은 몸이 쇠약하여 다 죽어가는 처지에 있었는데, 엉겅퀴를 캐 먹고 건강을 회복했습니다. 산에 있는 엉겅퀴를 많이 캐서 드시오." 하고 필자에게 당부를 했다. 잎이 커지면 효능이 없고, 잎이 올라올 때 그때 캐야 약의 효능이 있다고 했다.
  캐온 약을 하루에 다 먹기가 어려울 때도 있을 것이므로 그때에는 하루에 서너 뿌리를 즙으로 해서 먹고, 남은 것은 땅에 묻어두고 필요할 때마다 꺼내어 먹는 것이 좋다는 관리방법까지 상세히 알려주었다.
  얼마 후 그 사람의 조카로부터 들은 이야기에 의하면 "삼촌은 빨치산에 협력했다는 죄목으로 10년간 감옥에 있다 나왔는데, 나올 때는 몸에 살이라고는 없고, 뼈만 남아있는 해골 같았다."고 했을 때 그 말을 이해할 수 있었다.
  그 당시는 전시고 한국경제가 어렵다 보니 그들의 인격을 존중해주고 좋은 환경까지 제공해줄 여건이 되지 못했다. 돈을 적게 들이고 그들의 생명을 유지하기 위해 준 것이 콩을 섞은 보리밥이었다. 쌀은 하루에 한 움큼 주어서는 생명을 유지하기가 어렵지만, 콩은 고단백질 식품이기 때문에 하루에 한 움큼만 주어도 생명을 지탱하는 데는 어려움이 없었다.

"삼촌이 출옥했을 때 조모께서 봄에 올라오는 엉겅퀴를 캐다가 매일 먹였는데, 몇 개월 먹고부터 위장병이 낫고, 살도 찌고, 얼굴에 화색이 돌면서 죽을 사람으로 여겼던 삼촌이 살아나 현재는 건강한 몸으로 목수 일을 한다."고 했다.

필자도 그 사람이 먹었던 엉겅퀴를 3월 하순에 올라오는 잎을 보고 캐먹기 시작했다. 그 당시에는 아무렇게나 보았던 엉겅퀴가 자라는 곳은 나무그늘이 없는 양지바른 곳이고, 유기질 함량이 높고, 토심이 깊은 곳이었다. 일조량이 많은 그런 토양에서 자라는 식물이면 그 식물의 성분을 몰라도 몸에 유익한 식물임은 틀림없다.

몇 년 된 것은 잔뿌리가 없는 굵은 도라지 같고 색은 검다. 뿌리 두 개를 움푹 들어간 바위 위에 올려놓고 둥근 돌로 치면 우엉뿌리의 향 같은 냄새가 나고, 기름기가 동동 떠서 보기도 좋았다. 그것을 그대로 먹기도 하고, 때로는 짜서 먹기도 했는데, 먹는 데는 거북하지 않았다.

그것을 상당량 먹었지만, 관절에 느낄 정도의 효능은 얻지 못했다. 그러나 2년 반 동안 감기 한번 하지 않은 것을 보면 면역강화에 도움이 된 것만은 분명하다.

독일의 한 사업가가 두레마을의 김진홍 목사에게 한국의 엉겅퀴를 수입하고 싶은데 물량을 공급해줄 수 있느냐 하고 물어왔다. 그것이 어디에 효과가 있느냐고 했더니 간경화, 만성간염 등 간 기능 회복에 좋고, 거기에 들어 있는 유효성분은 한국산이 독일산에 비해 배나 높아서 수입을 원한다고 했다. 그래서 엉경퀴의 생산량을 조사했는데 그 양을 도저히 충당할 수 없어 수출을 포기했다고 했다. 그만한 양을 생산하자면 대량 인공재배를 하지 않고서는 불가능하고, 한국 토양은 세계에 자랑할 수 있는 토양이라고 했다.

김진홍 목사는 청송에 있을 때는 농사일을 해보지 않았지만, 남양만에 가서는 직접 농사일을 했기 때문에 토양에 대해서는 누구보다 많이 알고 계시는 분이다.

필자가 시골에 있을 때 엉경퀴 인공재배도 생각해 보았다. 그 당시는 식품으로 사용할 수 있는 허가가 나올 수 없어서 포기했다. 그러나 지금은 식품으로 사용할 수 있어서 재배한 것을 상품화하면 성공할 수 있을 것으로 여긴다.

이른 봄에 엉경퀴를 캤으면 말리지 말고 생것을 믹서에 갈아 꿀에 재워 두었다가 공복에 두고두고 먹으면 위장병만이 아니고 간장에도 좋다.

버려진 돌이 모퉁이의 요긴한 머릿돌이 되듯이, 버려진 땅에서나 자라는 것으로 여겼던 엉경퀴가 건강에 요긴한 식물임은 분명하다.

이 글을 쓰면서 느낀 것은 우리 민족은 중국, 몽골, 일본에까지도 천시 받다시피 한 엉경퀴와 같은 민족이었다. 그러나 뒤늦게 그 재능(효능)을 인정받아 이제는 세계 곳곳에서 한민족의 우수성을 여러 방면에서 나타내고 있다. 처음에는 뭇사람들로부터 인정받지 못하다가 늦게 인정받고 있는 엉겅퀴가 우리 민족의 모습과 너무 흡사하다.

　엉겅퀴가 다 죽어가던 사람을 살려내었듯이 한국도 죽어가는 생명을 살릴 의무가 있다. 그것이 세계 복음화다.

　한국인에게 부를 주신 것은 너만 잘 먹고 잘 살라는 뜻에서 주신 것이 아니다. 필요한 곳에 사용하면서 영혼을 살리라는 뜻이다. 그럴 때 우리의 약발은 더 큰 효과가 나타나 세계가 모두 그 효과를 인정하게 될 것으로 여긴다.

　엉겅퀴(milk thistle, 학명: 실리마린(silymarin))의 성분은 세포막 보호 및 간세포 생성에 효과가 있어 의약품으로는 간경화, 만성간염, 담낭질환 등의 치료제로 사용되고 있다

　엉겅퀴의 한약명은 대계(大薊)이다. 전국 어디에서나 생산이 되고, 꽃은 6~8월에 개화하고, 토혈(吐血), 위염, 간염, 장염, 고혈압, 종독(腫毒) 등에 사용한다.

　1일 사용량은 6~12g이고, 장기 사용해도 해가 없다.

짐승들의 복수

1. 짐승들의 복수

하루는 소, 돼지, 닭 셋이 모여서 주인을 평하기 시작했다. 덩치가 큰 소가 제일 먼저 나서서 하는 이야기가 "전에는 주인이 우리에게 일을 시키며 이따금 때리기도 했지만 그래도 바깥세상을 구경할 수 있었다. 그러나 지금은 3.3㎡(1평) 남짓한 장소에서 몸도 제대로 움직일 수 없도록 묶어두고 있으니 주인에게 욕을 안 할 수 없게 되었네."

그러자 돼지가 그 뒤를 받아서 "형님의 고충을 충분히 이해할 수 있습니다. 저도 불평이 정말 많습니다. 어릴 때는 우리를 귀엽게 보았는지 서로 장난도 치고 뒹굴면서 자라다가 언젠가 분리시키면 그때부터 꼼짝달싹 못하고 살찌는 기계 같은 생활을 해야 합니다. 중간에 저울에 달아서 우리의 몸무게가 많이 나가면 주인의 입은 함지박만큼이나 벌어지고, 생각보다 무게가 덜 나가면 눈은 도끼눈이 되어 보기만 해도 정말 무서워요. 매일 주는 먹이를 군소리 없이 먹고는 있지만 주인 욕밖에 나오지 않습니다." 하고 고개까지 흔들어가면서 무서움을 표시한다.

지금까지 가만히 듣고 있던 닭이 나서서 하는 말이 "형님들의 이야기를 잘 들었지만 고문 중에 가장 무서운 고문이 어떤 것인지 알고는 있습니까? 잠을 자지 못하도록 하는 고문이 가장 무서운 고문입니다. 지금 주인들은 얼마나 악독해졌는지 밤에도 잠을 재우지 않고 먹이만 먹도록 권유합니다. 앞에 둔 먹이를 보고 안 먹을 수 없어 먹게 되면 매일 달걀 한 개씩을 낳게 되지요. 주인은 그것 줍는 재미에 우리에게 가장 혹독한 고문을 가하고 있습니다.

보통 우리는 3년은 살 수 있는데, 산란율이 떨어지면 그때부터 폐계라 해서 남의 손에 넘어가서 수명의 절반도 살지 못합니다. 주인도 밉지만 우리를 언제쯤이면 가져갈 수 있을까 하고 기웃거리는 녀석들이 더욱 미워서 못 견디겠어요."

사람이나 짐승이나 주인 칭찬하는 사람은 아무도 없다. 옛날 머슴들이 모이는 사랑방에서 늘 하는 이야기는 그 집 주인과 가족들의 험담뿐이었다. 만일 머슴으로부터 좋은 소리를 들을 수 있는 경우는 "내 재산의 절반은 네가 가져라."든지, 아니면 "우리 딸과 결혼해 달라."는 말을 했을 때 이외는 듣기 어렵다.

머슴들은 때로 주인을 과장해서 욕하기도 했지만 지금 짐승들이 하는 이야기는 조금도 과장해서 한 것이 아니다.

소가 나서서 "너희들의 고충도 잘 듣고 내 고충도 이야기했다. 그렇다면, 어떤 방법으로 해결책을 낼 수 있을까?" 하고 물어보았다.

"해결책은 우리가 죽지 않는 한 나오지 않습니다. 다른 방법을 찾아도 뾰족한 수는 나오지 않습니다." 하고 닭이 말했다.

"그래도 찾는다면 어떤 방법이 있지 않을까?" 하고 소가 말하자, 뚱뚱한 돼지가 나서면서 "해결 방법은 우리에게 해를 주는 모든 인간에게 복수하는 방법밖에 없습니다." 하면서 복수! 복수! 를 큰소리로 외친다.

"복수를 하려면 주인에게만 할 일이지 왜 모든 사람에게 하려고 하느냐?" 하면서 덩치 큰 소가 무게 있게 한마디 하자 닭이 나서서 "주인은 우리를 이용해 얼마를 벌겠다고 나선 하수인에 불과합니다. 정말 우리가 복수를 해야 할 상대는 주인을 사주하여 그 직업을 갖게 한 자들입니다. 그들에게 복수를 해야 온전한 복수가 됩니다."

"그렇다면, 그들에게 어떤 복수를 하겠는가?" 하고 돼지가 한마디 건넸다.

"나는 눈 감고 병든 흉내만 내도 복수하게 됩니다."

"그게 무슨 말인가?" 하고 소가 물었다.

"전에는 사료에 항생제라는 약을 넣어서 주었지만 법으로 막다 보니 이제는 그렇게는 못하고 물을 줄 때 법에 안 걸릴 정도로 넣어 주지만 내가 눈을 감고 아픈 척만 하면 그때는 막 넣어 줍니다. 그것을 먹고 생산한 달걀이나 항생제 함량이 높은 내 몸을 주는 것이 그들에게 복수하는 것입니다."

 조그마한 머리에서 어떻게 그런 아이디어가 나왔느냐고 칭찬해주니 날개를 쳐올리면서 좋아했다. 칭찬은 짐승이나 사람이나 하나같이 좋아한다.

 항생제가 많이 첨가된 사료를 먹은 가축은 고기에도 항생제의 함량이 높다. 인간이 그 고기를 먹었을 때 항생제에 대한 내성이 생겨 꼭 필요할 때 항생제를 사용해도 듣지 않게 된다. 이것을 막기 위해서 항생제의 규제를 엄격히 하고 있지만, 우리나라는 세계에서 항생제를 가장 많이 사용하는 나라로 정평이 나 있다.

 "닭의 복수 방법은 이제 알게 되었고, 돼지 너의 복수 방법은 어떤 것이 있는지 평소 생각해 두었던 복안이 있으면 말해 보라."고 소가 권유했다.

 "내 삼겹살에 있는 지방은 지방 중에서도 제일 맛이 좋은 지방이지만 요즘은 웰빙시대라 해서 그것을 버리고 있습니다. 그것을 먹으면 성인병을 유발한다나? 그래서 점점 덜 먹고 있지요. 여기에서 느낀 것이 하나 있습니다. 어른을 상대해서 복수할 것이 아니라 특히 나를 좋아하는 중·고등학생들에게 복수해야 하겠다는 생각을 굳혔습니다. 그들은 그 아버지의 자식들이 아닙니까? 복수는 아비나 아들이나 구분해서 할 필요가 없다는 것을 늦게서야 알게 되었어요.

 그런 생각을 하고 학생들을 보니 햄버거, 돈가스를 너무 좋아하고 있어, 나는 그것을 보고 있으면 기쁨이 절로 나와요. 그리고 그 결과가 어떻게 나왔는지 알고 있어요?" 하면서 주둥이를 높이 쳐들고 이야기하는 것을 보니 말에 자신감이 있어 보였다.

"이것은 비밀인데……." 하면서 작은 소리로 "자식들이 부모보다 체중이 더 늘어나고 있어요. 그들을 앞으로 당뇨, 관절염, 성인병의 예비생으로 만들어 두었으니 내 복수 실력도 보통은 아니지요."라며 자랑을 했다.

다 듣고 있던 닭은 양 날개를 힘차게 퍼드덕거리면서 최고라고 치켜세웠다.

그리고 이제 제일 덩치가 큰 형님의 복수 이야기를 들어보자면서 독촉을 했다.

"너희들이 말하라고 해서 하지만 나는 정말 복수하고 싶은 마음은 조금도 없다. 얼마 전까지만 해도 겨울에 내가 춥다고 여겨지면 짚으로 엮은 삼장을 등에 덮어주었고, 아침에는 가려웠을 것으로 여기고 등 긁는 솔로 쓸어 주기도 했다. 내가 좋아하는 풀을 주인이 잘 알아서 그 풀만 베어 와서 내 꼴로 주었다. 내가 아프면 옆에서 가족들이 밤샘을 해주었고, 어미 소가 죽었을 때는 전 가족이 며칠씩 식음을 전폐했었다. 그런데 내가 어떻게 복수를 하겠는가?"

"그때는 그때이고 지금은 그때와는 많이 다르지 않습니까? 좋은 풀 베어 와서 먹여 주는 주인 보았습니까? 형님의 마음을 이제라도 바꿔야 합니다." 하고 독촉하니 소도 못이기는 척하고 내어 놓았다.

"나는 너희들보다는 감정이 덜 하므로 급격히 복수하는 방안은 내어 놓지 않겠다. 그러나 나를 꾸준히 좋아하면 콜레스테롤 수치를 높여 혈관을 좁게 만들어 고혈압 등 표시 나지 않게 서서히 나빠지게 하는 장기전으로 복수를 하겠다."고 했더니 돼지와 닭은 자신들보다 한 단계 더 높은 고단수를 쓴다고 치켜세웠다.

이글은 우화적으로 나타낸 글이지만, 가능성이 전혀 없는 허구적인 이야기만은 아니다.

2. 육식은 성인병을 유발

창세기 9:3
"모든 산 동물은 너희의 먹을 것이 될지라 채소 같이 내가 이것을 다 너희에게 주노라 "

노아의 홍수가 끝난 직후 하나님께서는 인류에게 육류의 섭취를 허용하셨다. 홍수 이전에는 육식을 한 것이 아니고, 과일과 채소, 곡류 등이 주식이었다. 그렇다 보니 장수하였고 홍수 이후부터 인간의 수명이 짧아지기 시작하여 아브라함의 170세를 기준으로 해서 점점 낮아지다가 모세 때부터 인간의 수명은 현저히 낮아졌다.

인간의 삶에서 단백질(protein)은 필수적인 영양소이다. 우리의 머리카락과 손톱을 자라게 하는 것도 모두 단백질의 역할이다. 단백질 중에서도 질 좋은 단백질을 섭취해야 한다고 영양학자들은 강조하고 있다.

그러려면 1일 동물성과 식물성 단백질의 1일 섭취 비율을 동물성(육류, 생선)에서 30%, 식물성(콩)에서 70%를 섭취하는 것이 가장 이상적인 섭취라고 식품영양학자들은 주장하고 있다. 그러나 필자의 주장은 다르다.

사람이 갖고 있는 32개의 치아 중 육류를 뜯을 수 있는 치아는 4개의 견치(犬齒)라고 하는 송곳니이다. 32 대 4는 8분의 1이다. 이것을 비율로 보면 87.5% 대 12.5%이다. 곡류와 채소 이외에 육류는 12.5% 정도를 먹으라고 한 것이 하나님의 공식 처방이다. 이것을 초회하면 성인병이 발생할 수 있다는 것을 경고한 예보 수치이다.

음식의 대부분을 육류에 의존하고 있는 에스키모인들은 콜레스테롤을 낮추고 스태미나를 높인다는 생선, 물개 기름도 많이 먹고 있다. 그러나 덴마크 탐험대가 그린란드 앙마그살릭(Angmagsalik) 지역의 에스키모인들을 조사한 결과 그들의 평균 수명은 27.5세였고, 40세 넘는 사람은 구경하기조차 어려웠다고 했다.

나이가 많아지면 제일 많이 오는 질환이 고혈압과 심장병이다. 이 두 병은 사촌 간일 정도로 친밀해서 고혈압이 있으면 심장이 좋지 않고, 심장이 나쁘면 고혈압도 있기 마련이다.

상체가 발달하고 하체가 약하면 심장병이나 퇴행성 관절염이 잘 온다. 풍채가 좋았던 김일성은 심근경색증(心筋梗塞症)으로 급작스레 사망했고, 비대한 몸을 인민복으로 감추려고 하는 김정일도 심장병에서 온전할 수는 없다.

코끼리는 지구상에 생존하는 포유동물 중에서 덩치가 가장 큰 동물이다. 보통 몸무게가 5~7t에 이른다. 몸무게에 비하면 다리는 너무 약하다. 이런 코끼리의 먹이가 곡류와 육식이었다면 코끼리에게도 심장병과 관절염이 많았겠지만 이런 병들이 일절 없는 것은 초식을 하기 때문이다.

미국 미네소타대학의 안셀 키즈 박사팀은 1947년도부터 미국, 그리스, 핀란드 등 7개국 40~50대 남성 1만 2천여 명을 대상으로 심장병 사망률을 10년간 추적 조사했다. 이 조사에 의하면 그리스 크레타섬 주민의 심장마비 사망률이 1만 명당 9명으로 가장 낮은 반면 핀란드 동부지역 주민의 심장마비 사망률은 1만 명당 9백92명이었다. 이처럼 심장병 사망률이 1백 배 이상의 차이를 보인 것은 크레타섬 주민들은 올리브유, 과일과 채소, 콩과 견과류, 전곡(全穀, whole grains)류 등 심장 건강에 유익한 불포화지방을 즐겨 먹었으나 핀란드 주민들은 육류, 버터, 치즈 등 심장에 해로운 포화지방을 주로 먹었기 때문이었다.

우리는 연구된 학자들의 자료에만 전적으로 의존하려는 경향이 있다. 이것이 나쁘다는 것은 아니다. 하지만, 어느 학설에만 너무 얽매이다 보면 때로는 오류에 빠지기도 한다.

청결이나 위생은 삶의 질을 높이는 데는 꼭 필요하다. 그러나 그것이 지나칠 정도로 심하다고 여겨지는 집에 가보면 그 집 자녀들은 도리어 모두 약하고 한두 가지의 질병을 앓고 있다.

건강한 가정을 살펴보면 건강할 수밖에 없는 원인을 찾을 수 있고, 질병이 많거나 단명한 가정을 살펴보면 그럴 수밖에 없는 원인이 나온다.

육식을 좋아하고 운동하지 않는 친구 가운데 50대가 넘어서도 건강한 친구가 있는지 한 번 헤아려 보면 그런 친구는 없을 것이다. 있다면 식후에 식초를 많이 마시거나 아니면 1일 2식을 하거나 또는 매일 목욕을 하면서 땀을 흘리는 사람일 것이다.

건강은 우연히 얻어지는 것이 아니고 건강케 할 수 있는 생활을 했을 때 하나님이 주는 보너스라고 생각하면 된다.

부산의 수영로교회 하면 서울을 제외하고는 가장 큰 교회로 알고 있다. 그 교회의 담임목사는 정필도 목사님이다. 그 교회에 오랫동안 수석 부목사로 계셨던 부산 광안제일교회 이주환 목사님이 하시는 말씀이 "자기가 하나님이 되어도 정 목사의 기도는 안 들어줄 수 없다."는 것이다. "어떤 문제가 발생하면 그 문제를 놓고 금식을 해가면서 매달리는데 어찌 하나님이 안 들어줄 수 있겠느냐" 하면서 교역자들도 따라가기가 너무 힘들 때가 많았다고 했다.

그렇다. 사업에 성공했으면 성공한 원인이 있고 실패했으면 실패한 원인이 있듯이 건강도 그렇다. 주위에 80세 넘어도 남달리 건강한 사람이 있으면 그 사람 따라 행하면 자연히 건강해진다.

건강비법은 멀리 있는 데서만 찾을 것이 아니라 가까운 곳에서도 쉽게 찾을 수 있다.

3. 식생활과 질병

식생활이 그 국민의 성격을 다르게 만들고, 식생활에 따라 질병도 달라진다. 단백질이 부족하고 섬유질이 많은 식생활을 하면 조로현상과 수명을 단축하게 하는 현상이 나타난다.

우리 몸은 60조의 세포로 구성되어 있고, 세포의 성분 가운데 55%가 단백질, 40%는 지질로 이루어져 있다. 단백질이 부족하면 얼굴의 주름이 많아지고, 노쇠현상이 빨리 온다. 이것은 단백질이 세포의 주성분이기 때문이다. 한국영양학회가 제정한 영양섭취기준(DRIs: Dietary Reference Intakes)에 따르면 단백질의 하루 필요량은 20대부터 40대까지는 하루에 45g, 50대 이상은 40g으로 정하고 있다.

그러나 단백질이 과잉일 때는 체질을 산성체질로 만들고, 육류에 많은 질소질이 산독증을 유발시키고, 섬유질이 부족하면 만병의 근원이라고 하는 변비까지 유발시킨다.

정백식과 육류의 과잉이 현대의 대표적 병인 당뇨와 암을 유발시키고, 동맥경화 같은 혈관병과 이름도 들어보지 못한 새로운 희귀병까지 양산시키고 있다.

음식 유형별 마우스 실험 결과

구분	음식의 유형	마우스 실험 결과
1그룹 (훈자식-1차 식품)	훈자 주민들의 주식인 통밀이나 현미 등 전곡(全穀), 콩, 야채, 유제품(살균하지 않은 생우유) 등	모든 쥐들이 건강하며 질병이 발견되지 않음
2그룹 (인도식-2차 식품)	정백미, 흰밀가루, 채소, 과일, 향신료, 육류 등 인도인들이 평상시 먹는 음식들	표본의 절반 정도가 위장병, 빈혈, 간염, 심장질환, 탈모 등 여러 병에 걸림
3그룹 (영국식-3차 식품)	흰빵, 버터, 마가린, 치즈, 햄, 흰설탕, 우유, 야채절임, 통조림, 육류, 등 영국인들이 평상시 먹는 음식들	2그룹(인도식)보다 여러 질병이 더 빈번하게 나타났으며, 뇌 신경계의 이상 증세도 나타나-서로 싸우고 잡아먹는 약육강식 현상까지 나타남

* 로버트 맥캐리슨(Robert McCarrison)의 실험

  우리나라에도 30년 전에 없었던 성인병이 근래에 와서 급격히 많아진 것은 식사의 잘못에서 온 식원병(食原病)이다.

  영국의 외과의사 로버트 맥캐리슨(Robert McCarrison)은 1900년대 초 세계적인 장수촌인 훈자(Hunza) 마을을 조사 연구한 후, 1927년 인도 국립영양연구소 소장으로 부임하자 중요한 실험을 하였다. 3천 마리의 쥐를 1천 마리씩 3개 그룹으로 나누어 1그룹에는 통밀, 보리, 야채 등의 훈자식 식사만을 주었고, 2그룹에는 곡류, 고기, 향신료를 위주로 한 인도식 식사를 주었다. 그리고 나머지 3그룹에는 고기, 버터, 치즈, 흰설탕을 위주로 한 영국식 식사를 주었다.

  2년 7개월(사람의 나이로 하면 50~60세에 해당) 후에 실험

쥐들을 해부해서 면밀히 조사한 결과, 훈자식 식사로 사육한 1그룹은 한 마리의 예외도 없이 건강한 상태였다. 하지만, 인도식 식사로 사육한 2그룹은 표본의 절반 정도가 위장병, 빈혈, 간염, 심장질환, 탈모 등 여러 병에 걸린 것이 많았고, 영국식 식사로 사육한 3그룹에는 여러 질병이 더 빈번하게 나타났으며 특히 뇌 신경계의 이상 증세도 나타나 서로 싸우고 잡아먹는 약육강식 현상까지 나타났다. 식생활은 영양에만 국한되는 것이 아니고 정신과 육체의 건강을 직접 좌우하는 중요한 요인인 것이다.

통밀이나 현미 등의 전곡(全穀, whole grains)류와 야채 등의 1차 식품이야말로 건강과 장수를 부여하는 식품이다.

매월 모이는 모임의 한 회원은 60대 초등학교 동기 모임에 갔더니 졸업생이 84명이었는데, 사망자 32명 중의 2명만 제외하고 모두 암으로 죽었다고 했다. 종합병원에 가보면 환자가 이렇게 많을 수 있을까? 하고 의아심이 생길 정도이고, 20대 처녀가 유방암 수술을 하고, 10대가 자궁암으로 자궁을 들어내는 일들은 정말 통탄해야 할 일이다. 이 모두가 하나님의 건강법을 역행하는 데서 발생한 것이다.

인간의 치아는 32개이다. 이 중 앞어금니 8개, 뒤어금니 12개, 모두 20개의 어금니는 맷돌과 같이 곡류를 잘게 부수는 역할을 한다. 식품 중에 63%는 탄수화물인 곡류를 먹으라는 뜻이고, 4개의 송곳니(犬齒)는 질긴 고기를 자르거나 찢는 데 사용하기 위한 치아로써 12% 정도는 육식을 하라는 뜻이다. 앞니 8개는 끌과 같은 형태를 하고 있어 채소나 과일을 먹기 좋게 되어 있다. 이것은 25% 정도는 과일이나 채소를 먹어야 한다는 뜻이다.

초등학생들 가운데 섬유질이 많은 채소를 싫어해서 자율신경에 의해 움직여 주는 장의 운동이 없다보니 쉽게 비만이 와서 10대에 이미 당뇨예비생으로 신고식을 하고 있다.

'순천자(順天者)는 흥하고, 역천자(逆天者)는 망한다.'고 했다. 이것은 하나님 뜻에 순응하는 자는 장수할 수 있고, 그렇지 않으면 질병으로 고생하다가 죽는다는 뜻도 된다.

4. 피는 생명

레위기 17:11
"육체의 생명은 피에 있음이라……."

피가 곧 생명이라는 뜻이다. 물만 먹고서도 40일간은 살 수 있어도 산소의 공급이 없으면 단 1초도 살 수 없는 것이 인간이다. 산소 공급은 혈액 중에서도 적혈구가 한다.

형제간의 진한 우애를 두고 "피는 물보다 진하다"는 말을 잘 사용한다. 실지 피의 끈적끈적한 점도는 물보다 5배나 높다. 그런 피가 22초마다 인체를 한 바퀴 돌고 있다는 것은 너무나 신비롭다.

혈액의 양은 몸무게에 비례한다. 사람의 체중이 60kg인 사람은 4.8 ℓ (몸무게 1kg당 80㎖)의 피를 가지고 있다. 이 피 중에 3분의 1을 흘리게 되면 생명이 위독한 상태에 이른다.

피는 산소, 영양분, 노폐물, 항체 등을 운반하는 일을 하고 있고, 지혈과 염증 치료, 세균에 대한 방어 작용 외에 체온 유지, 수분 조절까지 맡아서 하고 있다.

피를 분석해보면 55%가 수분인 혈장(血漿)이고, 45%가 고체 성분을 갖고 있는 혈구이다. 혈장의 산도(pH)는 약알칼리성인 pH 7.3~7.4이고, 색은 투명하며 옅은 황색을 띤다. 혈장은 수분이 90%이고 혈장단백질은 7~8%를 함유하고 있다. 이 중에서 주종을 이루는 것이 알부민(albumin)이고, 그 외에 70여 종의 단백질을 갖고 있다.

우리가 어려웠던 시대에는 영양제 주사하면 포도당이었지만 지금은 한 단계 높아진 알부민 주사제가 주종을 이룬다. 혈장에는 단백질 외에 무기염류인 칼슘, 마그네슘, 철, 구리, 나트륨 등 수십 가지가 들어 있고, 혈당은 0.1%를 함유하고 있다. 이 속에는 아미노산, 효소, 호르몬 등이 들어 있다.

혈액은 뼛속의 골수조직에서 만들어진다. 신생아 때는 전신의 골격에서 만들어지지만, 성인이 되었을 때는 추골, 흉골, 늑골에서만 혈액이 만들어진다. 골수에서는 적혈구, 백혈구, 혈소판이 만들어지고, 림프구는 림프절이나 비장에서 주로 만들어진다.

혈구(血球)는 적혈구, 백혈구, 혈소판으로 구성되어 있다. 보통 사람의 적혈구 수는 혈액 1㎣ 속에 남자는 400만~550만

개, 여자는 350만~450만 개가 들어 있다. 여기에서 400만 개 이하가 될 때 빈혈이 올 수 있다.

적혈구는 유형성분의 90% 이상을 차지하고 있고, 그 중량의 3분의 1을 차지하는 것이 혈색소(헤모글로빈)이다. 적혈구의 가장 중요한 일은 산소 운반으로 다른 기관이 시기할 정도로 독점권을 갖고 있다. 평소 보혈(補血), 빈혈(貧血)이라는 말은 모두 적혈구와 관계되는 말들이다. 적혈구의 양(적혈구 용적률(hematocrit))과 질(혈색소 농도(hemoglobin))이 정상적인 균형이 이루어질 때 건강을 유지할 수 있지만, 이것이 깨어지면 건강을 잃게 되고 때로는 생명까지 잃게 된다.

백혈구는 적으로부터 우리 몸을 지켜주는 군인 같은 역할을 한다. 우리의 적이라고 할 수 있는 세균이나 독소로부터 생체를 보호해준다. 우리 몸의 어느 부위에 상처를 입고 통증이 발생하면 염증이 있다는 것이고, 염증은 침입한 세균이나 유해물질이 현재 이기고 있다는 신호이다. 염증이 확산하여 화농이 되면 고름이 생긴다. 고름은 세균과 죽기 살기로 최선을 다해 싸우다가 의롭게 죽은 백혈구의 사체들이다. 상처를 입어도 화농되지 않고 쉽게 낫는 것은 강한 백혈구들이 있어서 세균의 침입을 막아주었기 때문이다.

혈소판은 적혈구보다 아주 작은 혈구로 혈액 1㎣ 중 약 15~45만 개가 들어 있다. 혈관이 찢어지거나 터져서 출혈이 있을 때 혈액을 응고시켜 출혈을 더 못하게 막아주는 것이 혈소판이다. 성경에 나오는 혈루증(血漏症) 앓는 여자가 12년간이나 이 병을 앓았던 것은 혈소판의 부족 때문이다. 혈소판, 백혈구, 적혈구가 제 기능을 다하여 줄 때 자기 생명만이 아니고 남의 생명도 살릴 수 있는 피가 된다.

근래에 와서 알칼리성체질, 산성체질이라는 말들이 많이 쓰이고 있다. pH 7.2~7.4일 때 사람에게 가장 좋은 알칼리성체질로서 체내에 발생한 탄산가스 같은 유독성 물질을 잘 배출하므로 피가 맑은 상태이다. 그렇지 못하고 혈액 속에 탄산가스나 젖산 같은 유해물질이 수소이온을 증가시켜 산성체질이 되면 혈액이 탁해져 있어서 몸이 항상 무겁고 피로가 늘 축적되어 있다. 그래서 질병의 90%는 산성체질에서 온다고 한다. 특히 당뇨나 암은 모두 산성체질에서 오는 병들이다.

피가 맑고 깨끗하면 장수한다는 것은 건강의 기본원리이고, 피가 생명이라고 한 것은 진리 중의 진리이다.

5. 피 마시는 것은 독 마시는 것

성경 말씀에서 "먹지 말라"고 한 것 중에 건강과 깊은 관계가 있는 중요한 내용이 있다.

창세기 9:3~4
"모든 산 동물은 너희의 먹을 것이 될지라 채소 같이 내가 이것을 다 너희에게 주노라 그러나 고기를 그 생명 되는 피째 먹지 말 것이니라"

레위기 7:26
"너희가 사는 모든 곳에서 새나 짐승의 피나 무슨 피든지 먹지 말라"

레위기 17:14
"모든 생물은 그 피가 생명과 일체라 그러므로 내가 이스라엘 자손에게 이르기를 너희는 어떤 육체의 피든지 먹지 말라 하였나니 모든 육체의 생명은 그것의 피인즉 그 피를 먹는 모든 자는 끊어지리라"

정력에 좋다는 것이 있으면 자다가도 일어나 먹으려고 하는 것이 우리 민족이라는 생각이 든다. 곰쓸개가 좋다고 하니 외국에까지 찾아가서 산 곰의 쓸개즙을 주사기로 뽑는 방법을 현지인들에게 가르쳐주고, 그것을 고액으로 사 먹는 것이 TV에 방영되므로 한국인의 비인간적인 추태가 세계에 알려졌고, 거기에 덩달아 동물의 생피까지 즐겨 먹는 민족으로도 소개되었다.

성경은 "피는 생명이다." 했고, "피를 먹는 자는 끊어지리라."고 했다.

필자는 어릴 때 도축장 근처에 산 적이 있었다. 이대만 해도 소를 차에 싣고 가는 것이 아니고 사람이 직접 소 2~3마리를 끌고 도축장까지 갔다. 그러면 소는 처음으로 가는 곳이지만 1km 정도 남은 거리에서는 끌려가지 않으려고 큰 소리로 "음매~음매~" 하면서 울부짖는 소리는 송아지를 팔고 난 후 3~4일간 우는 어미 소의 울음소리보다 더 애달프고 구슬픈 울음이어서 멀리까지 들려왔다. 그 소리만 듣고도 인근에서는 오늘 도축장에서 소 몇 마리를 잡았다는 것까지 알 수 있었다. 그렇다고 보면 소는 죽는 것을 미리 알고 있다는 것이 되고, 죽는 곳으로 억지로 끌려갈 때는 몸에 독을 품으면서 끌려가게 된다. 이때 모든 독은 육질에도 있지만, 생명이 되는 피 속으로 모두 몰린다.

사람이 사랑을 갖고 개를 만져줄 때 개의 눈과 사람이 죽이려고 할 때 개의 눈은 완전히 다르다. 이때는 무서울 정도로 증오의 눈빛이 흐르는 것을 볼 수 있다. 그래서 조상들은 임산부나 어린아이는 짐승 잡는 근처에는 아예 가지 말라고 신신당부했다.

사랑을 하거나 사랑을 받을 때의 피 속에는 독소가 적지만 증오심을 갖고 있을 때는 많은 독소를 함유하게 된다. 이런 피를 먹는 것은 곧 독을 마시는 것이 된다.

사냥을 즐기는 사람에게서 들은 이야기이다.

전에는 고라니를 잡으면 그 자리에서 피를 뽑아 먹는 사람들이 많았지만, 근래에 와서는 점차 줄어들고 있다는 말을 했다. 그 이유는 산에 다니면 다른 사람보다 건강할 수 있는 요인이 많은데 실지 산을 타면서 몸에 좋다고 하는 피를 마시는 사람이 도리어 수명이 단축되어 일찍 죽는 것을 자주 보고는 피 마시는 사람들이 점차 줄어들고 있다는 말을 했다.

초식동물과 육식동물의 차이를 몸에서 분비하는 호르몬을 통해 연구한 사람은 스웨덴의 생리학자 울프 폰 오일러(Ulf von

Euler)였다. 그는 아드레날린과 노르아드레날린이 교감 신경의 전달 물질임을 증명하고 그 메커니즘을 연구한 공로로 1970년 노벨 생리·의학상을 받았다.

부신수질(副腎髓質)에서 분비되어 혈액 중에서 혈당량 증가, 혈압 상승 등에 관여하는 호르몬으로 아드레날린(adrenalin)과 노르아드레날린(noradrenalin)이 있다.

화를 내거나 스트레스를 많이 받게 되면 스트레스 호르몬인 아드레날린과 노르아드레날린이 분비되는데, 이 호르몬들이 과다 분비되면 강한 독성으로 인해 격한 흥분을 유발하고, 혈관수측으로 혈압 상승의 원인이 되며, 체내 독소로 작용한다.

미국의 한 교수가 아프리카를 여행하면서 사자 새끼 한 마리를 사 와서 고기는 일절 주지 않고, 풀과 과일만을 주고 키웠다. 그런 탓인지 사자가 아주 유순해서 집안에서 개와 같이 놀 정도였다. 하루는 교수가 우리 안에서 철조망에 찔려 손에 피가 흘렀다. 그 피를 핥은 사자가 그때부터 온순한 기질은 없어지고 맹수의 기질로 변했다고 했다. 이런 사실을 보면 피 속에는 노르아드레날린과 같은 잔학성을 유발하는 물질도 들어 있다는 것을 알 수 있다.

피 속에는 단백질, 지질, 당질도 들어 있지만 그것보다 다른 물질에 비해 비타민, 미네랄, 효소가 많이 들어 있고, 색소류까지 함유하고 있다. 여기에서 독성을 품게 되면 생체적인 변화에 의해 몇 배나 강한 독성을 함유한다. 이 독성은 육질에도 다소 함유되어 있지만, 대부분 피 속에 함유되어 있다. 그래서 성경에는 "오직 피는 먹지 말고 물 같이 땅에 쏟을지니라(신명기 15:23)"고 했다.

6. 시기는 스트레스의 사촌

잠언 14:30
"평온한 마음은 육신의 생명이나 시기는 뼈를 썩게 하느니라."

시기(猜忌)는 남이 잘되는 것을 샘하여 미워한다는 뜻이지만, 성경에서 말하는 시기는 질투, 경쟁 등을 나타낸다. 대제사장들이 예수를 빌라도에게 넘겨준 것도 시기로 인한 것이었다(마가복음 15:10).

남을 시기하는 마음은 나에게 직간접으로 유익보다는 해를 더 준다고 여길 때 생기지만, 우리 마음에는 심통(?)이라는 얄궂은 것이 하나 더 있어서 남이 잘되는 것을 그냥 넘기지 못하고, 잘되는 것을 보면 배 아파하는 기질들을 갖고 있다. 시기가 심하면 분노로 폭발할 수 있지만 또한 스트레스를 가져다준다.

스트레스(stress)란 말은 캐나다의 내분비학자 한스 셀리에(Hans Seyle)가 처음 사용한 용어로, 부신피질자극호르몬(ACTH)분비를 증가시키는 해로운 인자나 자극을 스트레서

(stressor)라 정의하였다. 이것은 생체기능에 변형을 일으키게 되는데, 이와 같은 변형을 일으키는 것을 통틀어서 스트레스라 부르고 있다.

그 후 캐나다의 내분비학자 C. 포티어(C. Fortier)는 유해자극이 작용하는 방식에 따라서 소리, 번민, 공포, 통증에 의해서 오는 신경성 스트레스, 독소나 히스타민에서 오는 체액성 스트레스, 이 양자가 복합으로 오는 복합형 스트레스로 스트레스의 종류를 크게 3종으로 구분했다.

미국의 정신의학자 엘머 게이츠(Elmer Gates) 박사는 사람들이 분노할 때 호흡 중에서 내쉬는 숨을 유리관에 받아서 영하 250℃로 급속냉각시켜 액체공기로 변화한 침전물을 얻을 수 있었다.

- 분노가 치밀어 오르는 사람의 숨을 받아서 냉각했더니 그 침전물의 색깔은 갈색,
- 고통과 비애와 탄식과 원통함으로 가슴을 치는 사람의 숨을 받아서 냉각했더니 그 침전물은 회색,
- 지난날의 잘못을 후회하고 탄식하는 사람의 숨을 냉각했더니 그 침전물은 분홍색이었다고 한다.

그런데 놀라운 것은 화가 날 때 생긴 갈색 침전물을 물에 녹여서 쥐에게 주사하자 몇 분 내에 모두 죽었다고 한다.

이 연구를 했던 '엘머 게이츠' 박사의 결론에 의하면, 한 사람

이 조그마한 방 속에서 한 시간 동안 혼자 계속해서 분노를 터뜨리고, 사람을 미워하고, 화를 내면 80명을 죽일 수 있을 정도의 심한 독소가 배출된다고 했다.

남에게 해를 줄 수 있는 독은 자신에게도 큰 해를 줄 수 있는 독이 된다. 성경에서는 시기의 독은 자신의 뼈를 썩게 한다고 했다. 이런 독소에 필수적으로 따르는 것이 스트레스이다. 시기와 스트레스는 불가분의 관계가 있어서 시기를 바늘이라고 하면 스트레스는 실이라고 할 수 있다. 시기를 하다 보면 스트레스를 받게 되고, 스트레스를 받다 보면 시기, 질투, 분노가 생기고, 이것이 쌓이면 우울증도 생긴다.

우울증은 두뇌에 공급되는 영양소의 양보다 지출이 많아졌을 때 뇌가 허해지면서 오는 것이기 때문에 두뇌에 필요한 미네랄과 산소량을 높여주면 4개월에서 6개월이면 나을 수 있는 병이다.

그렇지만 우울증이 심해지면 자신을 억제할 수 없어 때로는 생명을 값없이 버리기도 한다. 이것은 자신에게도 불행이지만, 가족들에게는 지울 수 없는 심한 상처를 남겨 놓게 된다. 남을 사랑할 줄 알고 화평한 마음을 가지면 시기할 대상자도 없고, 스트레스도 받지 않게 된다.

만성피로만이 만병의 근원이 아니고, 스트레스 역시 만병의 근원이 될 수 있다. 당뇨 초기의 사람이 스트레스를 받고 나면 당뇨 수치가 40~50mg/dℓ로 쉽게 올라가고, 고혈압환자도 예외가 아니어서 30~40㎜/Hg은 어렵지 않게 올라간다.

관절이 약한 사람도 스트레스를 한번 받고 나면 관절염으로 변하고, 암 초기인 사람이 스트레스를 받으면 금방 2기가 된다.

예수님은 '수고하고 무거운 짐 진 자들아 다 내게로 오라 내가 너희를 쉬게 하리라 (마태복음 11:28)"고 했다. 우리가 주님을 참 구주로 내 마음에 모실 때 내 속에서는 희열이 넘치게 된다.

기쁨과 희열을 들어오는 수입이라고 하면 스트레스는 지출에 해당된다. 가정에서 수입보다 지출이 많을 때 그 가정은 경제적인 파탄이 오듯이 스트레스라는 지출이 갚으면 몸에는 자연히 이상이 생기게 된다.

스트레스의 상극은 기쁨이므로 기쁨이 충만하면 어떤 스트레스도 올 수 없는 일이다. 그래서 바울은 "주 안에서 항상 기뻐하라 내가 다시 말하노니 기뻐하라(빌립보서 4:4)"고 강조했다.

아침에 잠 잘 자고 일어났으면 이것도 감사, 화장실에 가서 시원하게 소변 볼 수 있고 대변 볼 수 있으면 이것 역시 감사할 일이다. 밥 한 그릇 비울 수 있는 식욕이나 소화력이 있으면 또한 감사할 일이다. 감사는 먼 데서 찾을 것이 아니고 가까운 데서 찾다 보면 감사할 조건이 더 많아지는 것을 알 수 있다. 이것이 시기와 스트레스를 물리칠 수 있는 지름길이다.

7. 이삭은 미식가

　이삭은 성격이 온유해서 남과 다투는 것을 아주 싫어했다. 그의 종들이 우물을 팠지만 다른 종족의 종들이 와서 그들의 우물이라고 우길 때는 말없이 우물을 넘겨주고 다른 곳에 가서 다시 우물을 팠다. 이것도 한두 번이 아니었다.
　이삭이 나이가 많아 살아도 얼마 살지 못할 것으로 여기고 장남 에서에게 명하여 "너는 활을 가지고 들로 나가서 사냥하여 내가 즐기는 별미를 만들어 오너라. 내가 그것을 먹고 죽기 전에 너에게 마지막으로 축복해 주겠다(창세기 27:3~4)"고 약속을 했다.
　이삭의 직업은 목축업이었기 때문에 양을 방목하다 보면 다리를 다치는 양도 생기고, 너무 늙어 양털 생산이 안 되는 양들도 생겨나므로 양고기를 먹을 기회는 자연히 많아진다. 그러나 이삭은 에서에게 특별히 부탁하여 사냥한 고기로 자신이 즐기는 별미를 만들어 오면 너에게 축복해 주겠다고 했다. 이것을 보면 이삭은 에서에게 축복해주는 것도 중요했지만 별미 먹는 것도 중요시했다.
　필자 같으면 '내일 아침 너를 위해 특별 기도를 해주려고 하니 목욕이라도 하고 오너라.' 라고 할 수도 있다.
　이삭이 집에서 키우는 짐승의 고기가 아닌 야생 짐승의 고기를 먹고 싶어 한 것을 보면 이삭은 미식가였다. 이삭이 에서에게 하는 이야기를 엿듣게 된 아내 리브가는 평소 편애하던 둘째 아들 야곱에게 좋은 염소 새끼 두 마리를 가져오면 남편이 즐기시는 별미를 만들어 줄 테니 그것을 아버지께 가져다 드려서 형 대신 축복받도록 권유했다. 리브가가 새끼 염소를 가져오라고 한 이유는 늙은 염소의 질긴 육질과 달리 새끼 염소 고기는 고기 결이 부드럽고 맛이 있기 때문이다. 쇠고기도 생후 3개월 정도의 어린 송아지 고기는 'veal'이라 불리는데, 육질이 부드럽고 지방함량이 적어 쇠고기 중에서 최상급으로 알려져 있다.

이삭의 가족은 네 명이다. 염소 새끼 한 마리만 잡아도 네 사람이 먹고도 남을 것인데 특별 부위의 고기만으로 이삭이 좋아하는 별미를 만들려고 하다 보니 두 마리의 염소가 필요했던 것이다. 그래서 리브가는 이삭에게 방목하는 염소 중에서 좋은 염소 새끼 두 마리를 가져오도록 부탁했던 것이다.

이삭의 눈이 어둡지만 않았어도 둘째 아들 야곱을 장남에서로 알고 축복하는 일은 없었을 것이다. 온유한 성격의 소유자 이삭은 눈이 어두워 잘 보지 못하여 안방 아랫목이나 지키는 처량한 신세가 되었지만, 그의 아내 리브가는 좋은 염소 두 마리만 내게로 가져오면 그 이후에는 내가 다 알아서 하겠다고 할 정도로 힘이 솟는 여장부로서 이삭과는 너무 대조적이었다.

성경에 나오는 인물 가운데 노년에 건강이 나빠 어려운 처지에 처했던 사람은 이삭이 아닐까 한다. 리브가가 악처였으면 거기에서 오는 스트레스도 있었겠지만 리브가는 이삭이 시키는 대로 고분고분하게 잘 순종하였고, 하나님의 간섭이 없었다면 블레셋 왕 아비멜렉의 후처까지 될 뻔했던 미모의 여성이었다.

이삭은 리브가 때문에 스트레스받을 만한 일은 추호도 없었다. 이삭의 실명은 나이가 많아 눈이 어두워졌기 때문에 잘 보지 못한 것이다(창세기 27:1).

이삭의 아버지 아브라함은 나이가 많아 기운이 다하여 175세에 숨을 거두었고(창세기 25:7~8), 이삭은 40세에 리브가와 결혼했으므로(창세기 25:20) 이때 이삭의 나이는 137세 정도였다. 그의 눈이 어두워진 것은 그가 평소 즐겼던 육식 때문이 아니었을까 하는 생각이다.

특히 육식이나 인스턴트음식을 선호하면 안경을 사용하는 시기가 아주 빨라진다. 눈에 좋은 영양소는 비타민A, 비타민B_1, B_2, 니아신(niacin), 비타민B_6이다.

비타민A는 고기의 간과 녹황색 식물인 당근에 많고 비타민B는 엽록소 채소에 많다. 미식가들은 먹기 거북한 간이나 채소도 좋아하지 않고 주로 육식만 좋아한다.

식품별 섬유질 함량(100g당)

식 품 명	섬유질 함량	식 품 명	섬유질 함량
쇠 고 기	0	백 미	0.3
돼지고기	0	현 미	2.7
흰 설 탕	0	화분(꽃가루)	4.9
흰밀가루	0.2	통밀밀가루	5.9

[자료: 식품성분표(농촌진흥청 농촌자원개발연구소, 2006)]

근래에 와서 육류를 먹을 때 채소도 같이 많이 먹어야 한다고 귀에 못이 박힐 정도로 매스컴에서 이야기하다 보니 건강을 위해서 억지로 먹는 실정이다. 그러나 정말 미식가들은 고기를 채소와 같이 먹으면 고기의 참맛을 못 느낀다면서 고기는 고기대로 먹고 채소는 채소대로 먹는다.
　이삭은 후자에 속하는 사람이었다. 특히 비타민B_6는 단백질을 분해할 때 필요로 하는 비타민인데 고기의 간, 콩, 이스트, 양배추에 많다. 이런 것을 외면한 이삭이 시력을 빨리 상실한 것으로 여겨진다.
　그리고 그 당시에 거의 없었던 당뇨가 이삭에게 있었기에 실명이 오지 않았을까 하는 생각도 들게 한다.
　당뇨는 섬유질이 없는 육식을 많이 하는 사람에게 잘 오는 병이다. 당뇨 합병증으로는 망막 혈관의 이상으로 생겨나는 망막증이 잘 온다. 이것이 약간의 시력감퇴나 출혈 등에 의한 비문증(눈앞에 검은 점이나 모기 같은 것이 어른거리는 증상)이 서서히 나타나다 심해지면 실명하기도 한다. 당뇨를 앓으면 매년 안과 검진을 받아야 하는 것도 이 때문이다.
　작고한 중견탤런트 홍성민 씨는 오랜 기간 당뇨로 인한 합병증을 앓다 결국 '당뇨병성 망막증'으로 시력을 잃게 되는 불운을 겪었었다.
　성경에서는 이삭이 축복의 인물인데 당뇨 등을 거론하는 것은 너무 비약시킨 것은 아닌지 모르겠다.

8. 눈이 어두워진 사람과 비만자

성경의 인물 중 나이가 많아 눈이 어두워 앞을 보지 못한 사람으로는 이삭이 있고, 그의 아들 야곱도 그러했다(창세기 27:1, 창세기 48:10). 부자가 눈이 어두워진 것은 환경과 유전적인 요인도 있다고 보아야 할 것이다.

류마티스는 유전병은 아니지만 부모가 앓으면 자식도 앓게 되는 비율은 다른 사람에 비해 3배가 높다. 필자의 모친이 류마티스 관절염을 앓았고, 필자도 그 병을 앓았으며, 필자의 아들까지 이 병을 앓는 불행이 우리 가정에 있었다.

이러고 보면 3대가 류마티스 관절염을 앓은 가정이 되었지만, 하나님은 그 병에 묶어두지 않고 스스로 연구하여 건강을 되찾게 하여 주셨고,『모세의 건강법』을 쓰게 하는 은혜도 베풀어 주셨다.

야곱도 이삭의 유전적인 영향을 받았다고 할 수 있다. 요셉이 두 아들을 데리고 야곱에게 갔을 때 야곱은 "이들은 누구냐(창세기 48:8)" 할 정도였고, "이스라엘(야곱)의 눈이 나이로 말미암아 어두워서 보지 못하더라(창세기 48:10)"고 했다.

이 외에 눈이 어두워 볼 수 없었던 사람은 사사와 대제사장의 일까지 맡아보았던 엘리였다. 엘리는 성 안이 부르짖는 떠들썩한 소리를 듣고, "이 떠드는 소리는 어찌 됨이냐" 하고 물었다. 그때에 엘리의 나이는 구십팔 세로 그의 눈이 어두워서 보지 못하고 있었다(사무엘상 4:14~16).

불레셋과 싸우는 전쟁의 결과를 궁금해 하고 있을 때 진중에서 도망 나온 자에게서 전쟁에서 패하여 엘리의 두 아들이 전사하고 하나님의 언약궤까지 빼앗겼다는 이야기를 듣자 충격을 받고 죽었다.

"하나님의 궤는 빼앗겼나이다 하나님의 궤를 말할 때에 엘리가 자기 의자에서 뒤로 넘어져 문 곁에서 목이 부러져 죽었으니(사무엘상 4:17~18)"

사람은 의자에서 넘어졌다고 해서 목이 쉽게 부러지지 않는다. 그런데 성경은 그 원인을 "나이가 많고 비대(肥大: 살이 쪄서 몸집이 크고 뚱뚱함)한 까닭이라"고 밝혀놓았다.

성경에서 2,000년 전 살이 쪘다고 한 사람은 엘리 외에 모압왕 에글론이 있다. "에글론은 매우 비둔한 자였더라(사사기 3:17)" 에훗이 칼을 뽑아 에글론왕의 배를 찔렀는데 "왕의 몸을 찌르매 칼자루도 날을 따라 들어가서 그 끝이 등 뒤까지 나갔고 그가 칼을 그의 몸에서 빼내지 아니하였으므로 기름이 칼날에 엉겼더라(사사기 3:21~22)"고 한 것을 보면 몸이 심히 비대하였던 에글론왕은 고지혈증 환자였다고도 할 수 있다.

엘리 제사장에게 병이 있었다고는 나와 있지 않지만, 몸이 비대한 사람은 대체로 고지혈증과 당뇨가 잘 온다. 당뇨환자는 인슐린 호르몬의 분비가 부족하므로 세포가 영양공급을 제대로 받을 수 없어 뼈도 다른 사람에 비해 약해져 있다. 그로 인해 의자에서 넘어졌는데도 목뼈가 부러질 정도로 약해져 있었고, 눈이 어두운 것을 보면 엘리 제사장도 당뇨환자에게 잘 오는 망막의 이상으로 못보게 된 것은 아닌지 의심해 볼 수 있다.
　신약성경에는 맹인들이 많이 나온다. "예수께서 거기에서 떠나가실새 두 맹인이 따라오며 소리 질러 이르되 다윗의 자손이여 우리를 불쌍히 여기소서 하더니(마태복음 9:27)"
　예수님이 가는 곳에 맹인이 이렇게 많았던 것은 이스라엘 땅은 건조하고 먼지가 많았다. 그렇다 보니 손님이 왔을 때 발 씻는 물을 먼저 내어놓는 것이 예의였다. 이 중에는 발보다 눈을 먼저 씻는 사람도 있었을 것이다. 그리고 남쪽 시나이반도에서 불어오는 모래바람이 시력을 크게 나쁘게 하는 요인도 되었을 것이다.
　여기에 육식을 좋아하여 이삭이나 엘리가 남보다 시력을 빨리 상실한 것으로 여겨진다. 120세가 되어도 눈이 흐리지 않았던 모세와는 대조적이다.

9. 당지수와 당뇨병

　우리는 지금까지 식품의 5대 영양소에 대해서는 많은 관심을 가져왔다. 그리고 6대 영양소에 들어가는 섬유질에 대해서도 예외는 아니었다. 그럴 수밖에 없는 것은 섬유질이 성인병을 예방할 뿐만 아니라 섬유질을 많이 함유하고 있는 식품일수록 당뇨병에 좋은 식품이기 때문이다.
　이제는 섬유질만이 아니고 탄수화물(당질)을 먹을 때는 당지수(GI, Glycemic Index)에 대해서도 관심을 가져야 할 때가 되었다. 우리 주위에 당뇨나 비만으로 고생하는 사람들이 너무 많기 때문이다. 특히 당뇨병 환자는 당지수에 대해서 남다른 관심을 가져야 한다.

당지수란 섭취한 음식의 탄수화물이 혈당수치에 미치는 영향을 객관적으로 표시한 수치이다. 즉, 섭취한 식품의 탄수화물(당질) 50g이 얼마나 빨리 포도당으로 분해되어 신체에 흡수되는지와 혈당수치를 높이는 정도를 측정하여 식품에 수치를 매긴 것이다. 기준은 포도당 50g의 당지수를 100으로 보고 각 식품의 탄수화물 50g을 섭취한 후 2시간 동안 혈당량 변화를 비교하여 당지수가 70 이상이면 고당지수 식품, 55 이하는 저당지수 식품으로 분류한다.

지방에 있어서도 인체에 좋은 지방이라그 하는 불포화지방(식물성)이 있는가 하면, 장기 사용 시 유해할 수 있는 포화지방(동물성)이 있듯이 당질식품 가운데 당지수를 높일 수 있는 식품들도 많다.

지구상에서 일부 에스키모인을 제외하고는 모두 주식은 곡류이다. 곡류에는 밀, 쌀, 옥수수, 보리, 통밀 등이 속한다. 이 중에서 당지수가 높은 식품으로는 흰밀가루로 만든 바게트(95), 쌀밥(92) 등이 있다. 당뇨 환자나 암 환자들에게 많이 권유하는 현미밥은 중간 정도에 속하는 66이고, 호밀은 34, 보리는 25로 쌀밥의 23%밖에 되지 않는 저당지수 식품이다.

가난 때문에 쌀밥보다 보리밥을 더 많이 먹었을 때는 당뇨나 비만자도 없었고, 말기 때 고통스러워하는 암 환자도 없었다.

당지수가 높은 음식을 많이 섭취하는 것은 당뇨병을 유발하는 것이 되고, 당뇨병 환자가 계속해서 고당지수 음식을 섭취하는 것은 '합병증이여! 내 몸에 빨리 와 주십시오.' 하고 기원하면서 먹는 것과 같은 것이다.

미국에서 지방 대신 당질의 섭취를 적극적으로 권장한 시기에 당뇨병 환자가 40%나 증가했다는 통계가 이를 뒷받침해 준다.

고당지수 식품을 섭취하면 탄수화물이 빨리 분해되기 때문에 공복감도 빨리 느끼고 혈당량도 급속도로 증가시킨다. 올라가는 혈당을 막고 섭취한 음식물을 에너지화시키기 위해 췌장에서 인슐린을 과다하게 분비시키다 보면 췌장도 한계에 도달하게 된다. 여기에서 다시 무리하게 기능을 발휘하다 보면 병이 없던 췌장도 병을 잘 하게 되고, 그때부터 제 기능을 발휘하지 못하게 된다.

병이 발생했을 때 빨리 정상적으로 회복시킬 수 있는 기관이 있는가 하면, 한번 나빠지면 회복이 어려운 기관도 있다. 췌장은 후자에 속하므로 환자는 계속 누적되어 그 수는 기하급수적으로 매년 늘어나는 추세에 있다.

60년대만 하여도 서울대학병원에 찾아오는 당뇨병 환자는 1년에 수십 명에 불과했지만, 지금은 서울대병원 안에 있는 직원들 가운데도 당뇨로 고생하는 사람은 이 숫자보다도 더 많을 것으로 여긴다.

고당 음식은 또한 비만을 유발시킨다. 이 음식을 많이 섭취하면 이것을 단번에 에너지화시키기는 어렵다. 그렇다 보니 분비된 인슐린은 포도당을 체지방으로 바꾸어서 몸 안에 저장시키므로 비만의 시발점이 될 수 있다.

주요 식품의 당지수(GI)와 당부하지수(GL)

식 품	당지수(GI)	당부하지수(GL)
흰 바게트	95	15
쌀밥, 찹쌀	92	44
삶은 감자	78	16
수박	72	4
현미밥	66	21
콜라	63	16
아이스크림	61	8
우동	55	26
고구마	44	11
호밀	34	13
우유	27	3
보리	25	11

[자료:『당지수(GI)로 당뇨병, 비만, 심장질환을 잡는다』 제니 브랜드 밀러 外]

당지수 하나만으로 이 음식을 우리 몸에 좋다거나 나쁘다고 평하기는 어려운 면들이 많다. 당지수는 높아도 당부하지수(GL, Glucose Load: 해당 식품 1회 섭취량 내 당질 함량을 고려해 실제로 그 식품에 의해 어느 정도 혈당치가 높아졌는지를 나타내는 지표)가 낮으면 문제 될 것은 없다. 그 하나가 수박이다. 수박은 당지수가 72이지만, 당부하지수는 4밖에 되지 않는다. 이런 것은 혈당에 큰 영향을 미치지 않는다.

땅콩(20), 아몬드(25) 등의 견과류와 가공치즈(31) 등은 당지수는 낮지만 칼로리는 아주 높은 식품들이다. 이런 식품 역시 당뇨에 좋은 식품이라고 말할 수는 없다.

우리는 식사를 하면서 열량이나 당지수까지 일일이 따져가며 식사하기는 어렵다. 그것까지 다 알고 식사한다면 식사 스트레스라는 병을 하나 더 얻을 수 있다.

하나님이 주신 자연의 영양소를 버리지 않고 껍질째 먹는 것이 암을 이기고 당뇨를 이기게 하는 먹거리이다.

모세는 그런 생활을 하면서, 하나님을 전적으로 의지하는 신앙이 하나 더 플러스 되었기 때문에 120세까지 무병장수할 수 있었다.

10. 채식자들이 더 우수

창세기 1:29
"하나님이 이르시되 내가 온 지면의 씨 맺는 모든 채소와 씨 가진 열매 맺는 모든 나무를 너희에게 주노니 너희의 먹을 거리가 되리라"

채식주의자들이 육식하는 사람들보다 더 오래 살았고, 건전한 사고에서 나오는 지혜와 지식은 일반인들에 비해 더 우수하였다.

바벨론에 포로로 끌려갔던 다니엘은 바벨론 왕궁에서 주는 진미와 포도주를 먹지 않고 채식만 하겠다고 했다. 그럴 때 환관장은 "왕이 너희 먹을 것과 마실 것을 지정하였는데 만일 너희 얼굴이 초췌하여 다른 소년들보다 못하게 되면 왕이 나를 죽일지도 모른다."고 했다.

그러자 다니엘은 "청하오니 당신의 종들을 열흘 동안 시험하여 채식을 주어 먹게 하고 물을 주어 마시게 한 후에 당신 앞에서 우리의 얼굴과 왕의 음식을 먹는 소년들의 얼굴을 비교하여 보아서 당신이 보는 대로 종들에게 행하소서(다니엘 1:12~13)" 하였다.

환관장이 다니엘의 말을 따라 열흘 동안 시험하더니 열흘 후에 다니엘과 세 친구의 얼굴이 더욱 아름답고 살이 더욱 윤택하여 왕의 음식을 먹는 다른 소년들보다 더 좋아 보였다고 한다.

다니엘 1:17
"하나님이 이 네 소년에게 학문을 주시고 모든 서적을 깨닫게 하시고 지혜를 주셨으니 다니엘은 또 모든 환상과 꿈을 깨달아 알더라"

다니엘 1:20
"왕이 그들에게 모든 일을 묻는 중에 그 지혜와 총명이 온 나라 박수와 술객(術客)보다 십 배나 나은 줄을 아니라"

다니엘은 채식과 같은 자연식으로 몸을 정결히 한 덕분에 온

나라 박수와 술객보다 지혜와 총명이 10배나 나왔으며, 바벨론 모든 지혜자의 어른이 될 만큼 그 지혜가 특출하였다.

이처럼 동서고금을 통하여 인류사에 길이 남을 위인들 가운데도 자연식을 한 분들이 많았다. 동양인으로 세계사의 한 페이지를 장식하고 있는 석가·노자·공자도 자연식을 선호하였던 사람들이고, 아테네의 철학자 소크라테스도 자연식과 단식으로 두뇌를 명석하게 하였다. 권력자들에 의해 소크라테스가 처형만 당하지 않았다면 장수하였을 것이다.

발명왕 에디슨의 81세 생일날 기자들이 "일주일씩 잠을 자지 않고 일할 수 있는 저력은 어디에 있습니까?" 했을 때 소식과 자연식을 한 덕분이라고 했다. 그는 죽는 그날까지 연구에 몰두하다가 85세에 타계하였다.

그가 연구에 그렇게 몰두하지 않았다면 더 오래 살 수 있지 않았을까? 하는 생각이다.

이 외에 필자가 생각나는 사람만 열거하여도 부지기수이다. 대문호였던 톨스토이, 인도의 민족지도자 간디, 소크라테스를 있게 만든 그의 제자 플라톤, 사상가 루소, 물리학자 아이작 뉴턴, 정치가이면서 뛰어난 외교관이었던 헨리 키신저도 자연식 애호가였다.

국내인으로서는 사상가 함석헌 선생과 『성서에서 본 식생활과 건강법』 외에 많은 책을 저술한 이길상 박사(연세대 명예교수)도 자연식 애호가다.

부산 해운대 '파라다이스 해독·통증 클리닉' 원장이신 김진

목 박사는 니시자연의학(西自然醫學)을 연구하려고 일본에 가서 단기코스의 교육까지 받은 국내에서 찾아보기 어려운 대체의학을 연구한 의사이다. 한 때 암, 당뇨병을 전문으로 진료하는 병원을 운영하였지만, 보험 혜택을 받지 못해 부득이 해독·통증으로 바꾸기까지 했다. 2~3년 전만 하여도 대체의학 하면 많은 불신을 하였지만, 지금은 상황이 많이 달라져서 몇 곳의 의사 모임에서 니시자연의학 강의를 하였다고 했다.

 그러나 아직은 자연식이나 대체의학 하면 사이비학설같이 여기는 사람들이 주위에 많다 보니 드러내어 놓고 말하기를 꺼리는 사람들이 많다. 그러나 가족 중 한 명이 암이나 고질병으로 사경을 헤매거나 본인이 죽을 병을 앓게 되었을 때에는 그제야 모든 것을 제쳐놓고 자연식을 하게 된다.

 오늘날의 교육방법이 암기식 위주의 교육이 되다 보니 성적이 조금만 떨어져도 우울증, 불면증에 걸리는 학생들이 많다. 이런 병들이 왜 이렇게 쉽게 오느냐 하면 인스턴트식품 과용으로 뇌의 미량영양소 결핍현상 때문에 오게 된 것이다.

 그러나 자연식을 하면 아무리 주입식 교육을 해도 뇌의 피곤이나 두뇌의 무리는 오지 않는다. 그렇다 보니 자연식을 하는 사람들 가운데 사상가, 철학자, 예술인이 많이 나오게 되는 것도 이 때문이다.

9

김 박사

1. 무화과와 눈물

열왕기하 20:5
"여호와의 말씀이 내가 네 기도를 들었고 네 눈물을 보았노라 내가 너를 낫게 하리니"

　필자가 살았던 영천시 고경면에서 포항 방향으로 25km 정도 가다 보면 있는 안강이란 곳에 처갓집이 있다.
　처갓집에 심어져 있는 무화과나무 한 그루가 열매를 많이 맺어서 뿌리에 붙은 접가지를 캐다가 집에 심었다. 하지만, 열매의 결실이 안 되는 것을 보고, 영천지역은 안강보다 지대가 높아 겨울에 기온이 낮아서 안 되는 것으로 생각했다.
　전라남도 무안에 갔을 때 그 지역에는 무화과를 집단적으로 재배하고 있었다. 무화과나무는 잎에 상처를 내면 흰 젖 같은 유액(乳液)이 나오는데, 이 유액의 살충 효과로 벌레가 달라붙지 않아 비교적 병이 적어 무농약재배가 가능하다. 유실수 중에 벌레와 균이 기피하여 농약을 사용하지 않고 수확할 수 있는 것은 호두나무, 은행나무 등이 있다.

무화과라는 이름은 꽃이 꽃턱의 내부에 갇혀 있어서, 겉에서는 꽃이 보이지 않으므로 꽃 없는 과일이라는 뜻에서 '無花果'로 이름이 붙여졌다.

아담과 하와는 벌거벗은 수치심을 가리고자 "무화과나무 잎을 엮어 치마로(창세기 3:7)" 삼았고, 나다나엘이 무화과나무 아래 있었던 것(요한복음 1:48)은 낮에 내리쬐는 태양의 열기가 지열까지 높여놓았기 때문에 그 더위를 피하기 위해 무화과나무 그늘에 있었던 것이다. 무화과 잎은 수치심과 태양의 뜨거운 열기도 피하게 해주었다.

히스기야 왕이 앓고 있는 지병으로 죽음 직전에 이르렀을 때 이사야가 무화과 반죽을 가져오라 하여 "그 상처에 놓으니 나으니라(열왕기하 20:7)" 했다.

무화과 열매에는 13%의 유기산과 비타민B군, 사포닌 등이 들어 있고, 잎에는 알칼로이드, 플라보노이드 성분 등이 함유되어 있다. 히스기야 왕의 지병을 낫게 한 것은 무화과의 어떤 성분의 위력보다 히스기야의 기도 덕분이었다.

"히스기야가 낯을 벽으로 향하고 여호와께 기도하여 이르되 여호와여 구하오니 내가 진실과 전심으로 주 앞에 행하며 주께서 보시기에 선하게 행한 것을 기억하옵소서 하고 히스기야가 심히 통곡하더라(열왕기하 20:2~3)"

히스기야 왕에게 이사야 선지자가 찾아가서 여호와께서 "네 기도를 들었고 네 눈물을 보았노라 내가 너를 낫게 하리니 네가 삼일 만에 여호와의 성전에 올라가겠(열왕기하 20:5)"다고 했다.

기도는 불가능을 가능케 하고, 눈물의 기도는 하늘 보좌를 움직일 수 있는 강한 힘을 갖고 있다.

욥이 고난과 시련 중일 때 그의 세 친구가 찾아와서 네가 이런 고통을 받는 것은 하나님께 죄를 범했기 때문이라고 조롱했다. 욥은 "나의 친구는 나를 조롱하고 내 눈은 하나님을 향하여 눈물을 흘리니(욥기 16:20)"라고 고백했다.

욥은 자신이 처한 신세를 생각하면서 흘린 눈물도 많았겠지만, 하나님은 그 눈물을 기약 없이 언제까지나 흘리도록 두지는 않았다. 그의 눈물을 거두게 할 때는 "여호와께서 욥에게 이전 모든 소유보다 갑절이나(욥기 42:10)" 주셨다. 갑절의 부를 받기 전만하여도 "그의 소유물은 양이 칠천 마리요 낙타가 삼천 마리요 소가 오백 겨리(두 마리를 짝하여 헤아리는 단위)요 암나귀가 오백 마리이며 종도 많이 있었으니 이 사람은 동방 사람 중에 가장 훌륭한 자라(욥기 1:3)"고 할 정도로 욥은 부자였다.

어린 목동 다윗은 블레셋과의 전쟁 전에 사울왕 앞에서 "주의 종이 아버지의 양을 지킬 때에 사자나 곰이 와서 양 떼에서 새끼를 물어가면 내가 따라가서 그것을 치고 그 입에서 새끼를 건져내었고 그것이 일어나 나를 해하고자 하면 내가 그 수염을 잡고 그것을 쳐죽였나이다. 주의 종이 사자와 곰도 쳤은즉 살아 계시는 하나님의 군대를 모욕한…… 그가 그 짐승의 하나와 같이 되리다(사무엘상 17:34~36)" 하고는 물맷돌 하나로 거인 골리앗을 무너뜨렸다.

이렇게 용감한 다윗 왕도 "밤마다 눈물로 내 침상을 띄우며 내 요를 적시나이다(시편 6:6)" 하고 그의 삶을 고백했다. 백전불굴의 다윗에게도 이러한 눈물이 있었기에 이스라엘 왕 가운데 최고의 명군이 되었다. 이스라엘 국기에는 다윗의 별이 그려져 있고, 지금까지도 존경받고 있는 왕이다.

눈물 없이는 하나님을 기쁘게 할 수 없는 일이다.

필자가 무인지경에서 생활했을 때 마음의 밭은 너무나 깨끗해서 티 하나 없을 정도로 수정같이 맑은 상태였다. 감성도 너무 풍부하여 책을 읽거나 기도만 해도 눈물이 저절로 나오곤 했다. 지금은 눈물이 말라있지만 그때의 그 눈물을 지금도 하나님은 기억하실 것으로 여긴다.

2. 신약성경에서 본 기도와 기름

1) 기도

야고보서 5:14~15
"너희 중에 병든 자가 있느냐 그는 교회의 장로들을 청할 것이요 그들은 주의 이름으로 기름을 바르며 그를 위하여 기도할지니라 믿음의 기도는 병든 자를 구원하리니……."

교회나 가정에 병든 자가 있으면 교회 대표자인 목사님을 청하여 기도를 부탁드리는 것이 필요하다. 목사님 기도만 있으면 병이 낫겠다는 확신이 들면 기도에 모든 것을 맡길 수 있다. 기도는 불가능을 가능케 하는 힘을 가지고 있다.

오순절 초대교회의 역사는 지금도 이루어질 수 있는 일이다. "예수 그리스도는 어제나 오늘이나 영원토록 동일하시니라(히브리서 13:8)"는 것을 히브리서 기자는 말하고 있다.

어린 아이는 부모만 곁에 있으면 모든 것이 해결되는 것으로 알고 있다. 우리도 어린아이와 같이 하나님께 전적으로 의지할 때 기적이 일어나고, 불치의 병이 낫는 역사가 일어난다.

이 믿음은 작은 믿음이 아니고 큰 믿음이다. 큰 믿음은 들음에서도 일어나지만, 체험의 역사가 있을 때 더 강하게 나타난다.

우리가 모든 것을 기도로만 해결하려고 해도 신비주의에 빠질 수 있고, 때로는 이단이라는 오해도 받을 수 있다. '우리가 최선을 다하면서 우리의 힘은 여기가 한계입니다. 인간의 무능함을 하나님이 아시지 않습니까? 하나님, 도와주십시오.' 하고 간절한 기도가 있을 때 기적의 역사가 일어난다.

하나님은 인간에게 지혜와 함께 과학적 기술도 주셨고, 의술도 주셨다는 것을 생각하고 약(기름)을 사용하면 약의 효과는 더 빨리 나타날 수 있다. 이것을 먹으면 나을 수 있다는 마음가짐과 그렇지 않고 사용하는 것과는 엄청난 차이가 있다.

우리 몸에는 65%의 수분을 갖고 있다. 이 수분은 우리의 마음가짐에 따라 수분의 형태가 달라지고, 세포의 기능도 달라진다. 여기에 하나님의 능력이 더해질 때 더 큰 플러스의 효과가 나타난다. 이런 능력은 "기도 외에 다른 것으로는(마가복음 9:29)" 나타나지 않는다.

2) 기름(올리브유)

누가복음 10:34
"가까이 가서 기름과 포도주를 그 상처에 붓고 싸매고 자기 짐승에 태워 주막으로 데리고 가서 돌보아 주니라"

누가복음 10장에는 그 유명한 선한 사마리아인 비유가 나온다. 강도를 당한 사람에게 선한 사마리아인은 기름과 포도주를 그 상처에 붓고 치료를 해주었다.

포도주는 알코올을 함유하고 있기 때문에 상처에 바르면 소독제가 되고, 기름인 올리브유의 항균 작용은 상처회복에 도움을 준다.

땅이 척박하고 강우량이 적은 지중해 연안에서는 감람나무 재배지로서는 적지이기 때문에 감람나무 열매에서 추출한 올리브유의 생산이 많은 지역이다. 올리브는 나무가 커서 수령이 수백 년이 된 나무도 있다. 땅이 비옥하지 않다 보니 한 해를 걸러서 열매가 많이 열리는 해거리를 하여 2년마다 한 번씩 수확하고 있다.

성경에서 기름이라고 하면, 이는 대부분 올리브유(감람기름)를 뜻한다. 올리브유는 식용이나 화장품, 밤에 불을 밝히는 기름으로도 사용하는 등 사용하는 범위가 아주 다양했다. 올리브유는 제사장, 왕, 선지자를 임명할 때 머리에 기름 붓는 의식에도 사용했다. 또한, 병을 치유하는 의약용으로도 쓰였는데 예수님의 열두 제자들은 복음을 전하면서 많은 병자에게 기름을 발라 치유하였다고 한다(마가복음 6:13).

미국의 흑인으로서 식물학자이자 농학자로 유명한 조지 카버(George W. Carver) 박사는 땅콩과 고구마에 일생을 바친 분이었다. 땅콩에 들어 있는 성분을 이용해서 잉크, 접착제, 인조대리석 등 수많은 합성제품을 발명하였고, 땅콩기름을 다양하게 활용하는 방법들도 발견했다. 이 가운데 하나가 소아마비에 걸려 가늘어지는 다리에 땅콩기름으로 마사지를 하여 낫게 한 실례도 있었다. 조지 카버 박사의 일대기를 읽으면서 땅콩기름보다는 오히려 올리브유가 더 효과가 있지 않았을까? 하고 생각하기도 했었다.

송숙자 교수가 쓴 『뉴스타트 건강』에는 올리브기름은 동물성 기름의 지방보다 훨씬 좋고, 올리브기름을 먹으면 변비증을 완화시키는 활변제가 된다고 했다. 폐결핵 환자에게도 유익하고,

염증을 일으키는 위장병에도 좋다그 했다.

지중해 지역 사람들이 다른 지방의 사람들에 비해 심장질환이 적은 것은 과일과 채소, 콩과 견과류, 전곡류 등이 중심인 지중해 식단에서 올리브유가 어떤 음식에든 거의 빠지지 않고 들어가기 때문이라는 지적도 있다.

1947년 미국 록펠러 재단의 연구조사에 의하면 그리스 크레타섬 주민들의 심장병 사망률이 현저히 낮은 비결은 올리브유를 많이 섭취하는 생활 습관에 있다고 결론을 내렸다. 또한, 하버드대 보건대학원과 아테네대학 연구팀이 '뉴잉글랜드 저널 오브 메디신'에 발표한 연구에 의하면 성인 2만 2,043명을 대상으로 4년간 관찰하였을 때 전통적인 지중해 식단을 엄격히 지키는 사람들은 다른 사람들에 비해 전체 사망률이 25%나 낮았으며, 심장질환으로 인한 사망률은 33%, 암으로 인한 사망률은 24%가 적었다고 했다.

올리브유에는 건강에 이로운 단일 불포화지방산이 풍부하게 함유돼 있어서 몸에 좋은 HDL(고밀도 지단백 콜레스테롤)의 수치를 정상적으로 유지시키고, LDL(저밀도 지단백 콜레스테롤)의 수치를 낮춰 심장병, 고혈압, 동맥경화 등 성인병을 예방하는 데 중요한 역할을 한다.

올리브 나무에도 해충이 달려드는지 필자로서는 알 수 없지만, 나무가 수백 년씩 생존하면 은행나무같이 해충은 없을 것으로 여겨진다. 만일 해충이 있다고 해도 높은 나무에까지 농약을 살포할 수는 없는 일이다. 그렇다고 보면 기름 중에서도 올리브유가 친환경적인 기름이라고 할 수 있다.

3. 설사 좀 합시다.

'설사 좀 합시다.' 라는 이 글은 『詩와 수필』 2006년 가을호에 게재되었던 글이다.

급식을 하는 학교에서 설사환자가 매일 늘어나고 있다는 대문짝만 한 보도가 계속 쏟아져 나온 지도 벌써 보름이 넘었지만, 원인(병원균)이 무엇인지 아직 밝혀내지 못하고 있다. 그러면서도 설사환자가 3,000여 명이나 넘게 발생해서 교육청에서는 이것 때문에 매일 머리를 맞대고 있을 것이고, 고위 공무원 가운데는 옷을 벗어야 하지 않을까 하고 전전긍긍하는 사람도 있을 것이다. 급식에 관여한 재벌급 기업체에서도 버티고 버텼지만, 여러 학교에서 발생하다 보니 결국은 급식에서 완전히 손을 떼겠다는 발표까지 했다. 학교마다 시설투자도 만만찮게 했을 것인데 그것을 감수하고도 손을 뗀다는 것은 그리 쉽지 않은 일이다.

설사 때문에 이렇게 시끄러운 판인데 '설사 좀 합시다.' 라는 글을 쓴다는 것은 어떻게 보면 좀 모자라거나 아니면 외고집스런 기질을 가졌다고나 할까.

이런 글은 제도권에 있는 사람이나 공직에 있는 사람은 마음대로 쓸 수 없는 글이다. 공직에 있는 사람이 이런 글을 쓰려고 하면 사직서라도 쓸 각오가 있어야 하고, 교사가 이런 글을 썼다면 참새같이 잘 지저귀는 학부모 몇이 앞장서서 "김○○ 교사는 자격 없는 교사이므로 물러가라! 불량식품 옹호하는 교사 꼴도 보기 싫다!" 하고 피켓 들고 시위라도 할 것이다. 여기에 다혈질의 학부모까지 가세했을 때는 그런 교사 파면 못시키는 교장은 당장 물러나라고 누구보다 큰 소리로 외칠 수 있다.

  필자는 공직자도 아니고 제도권에 있는 사람도 아니다. 단, 건강을 연구하는 한 사람의 입장에서 쓰기 때문에 욕할 사람도 없고, 계층어는 맞는 말이라고 호응할 사람도 있을 것이다.

  설사는 독성 있는 버섯과 같은 유독성 물질과 병원성 미생물이 구내(口內)로 들어가서 유해물질을 만들어 내었을 때 하게 된다. 이것을 몸에 두면 해로워서 장에서 신속히 배출시키는 제일 나은 방법이 설사이다.

  설사는 후진국 국민에게나 있을 수 있는 것으로 여기는 경우가 많다. 그럴 수밖에 없는 것이 생활수준이 높아지고 집집이 냉장고가 갖춰져 있으면 미생물에 의한 설사는 거의 없다고 볼 수 있기 때문이다. 유독성 물질은 소수에 해를 주지만, 미생물의 의한 설사는 다수 사람들에게 해를 줄 수 있다.

  40대 이상이면 설사 안 해본 사람은 거의 없을 것이고, 개중에는 옷에 싼 경험도 있을 것이다. 갑자기 나오는 설사는 참을 시간도 없이 물총 쏘듯이 나와 버린다. 설사에 등급이라도 있으면 1등급 설사는 시속 100㎞에 해당하는 빠른 속도를 갖고 있다는 말도 나올 듯하지만, 설사하는 사람이 없다보니 이 소리는 듣지 못하고 있다.

성인의 장(腸) 속에는 500여 종의 세균이 살고 있고, 그 수는 우리의 세포 수인 60조보다 40조가 더 많은 100조에 이른다. 세계 인구가 60억이라고 하면 그 수는 어마어마한 수이다. 이것도 정상적인 사람이 가진 세균의 수이고, 하루 걸러서 변을 보는 사람은 변의 3분의 2가 세균으로 가득 차 있어서 그 수는 더 많다. 여기에 병원성 세균이 가세할 때 여러 가지 문제를 일으킨다.

"장이 깨끗하면 장수한다."라는 말은 건강 이론에서는 진리이다. 근래에 와서 위암이나 대장암이 많이 발생하는 것도 장이 깨끗하지 못하기 때문이다. 이런 암들이 발생할 때는 갑자기 오는 것이 아니고 가스를 내거나 변을 보았을 때 지독한 냄새가 장기간 계속되고 나서 발병하는 것이 특징이다. 이런 사람은 사전에 설사 한번 하는 것이 어떤 보약보다도 낫고, 산삼 먹는 것보다도 더 낫다.

우리가 후진국이라고 자처했을 때는 영양가 없는 나물죽도 먹었고, 간간이 설사도 해주었다. 그때는 위암, 대장암도 없었다. 설사로 장을 한 번씩 훑어 내리다 보니 장이 깨끗해 있었다. 요사이 장을 깨끗이 세척해 준다는 '장(腸) 클리닉'이 인기다. 장 클리닉에서 하는 '장세척'도 설사 한번 해주는 것과 거의 동일한 효과가 있는 것으로 알고 있다.

지금은 시골에서도 구하기 어렵지만 음식을 잘못 먹어 체했을 때는 피마자기름을 마시도록 했다. 자기 집에 없으면 이웃집에 가서 구해서라도 먹였다. 약국에서 판매하는 설사약 '카스토 오일(castor oil)'이 피마자기름이다.

음식 잘못 걱어 가슴이 갑갑할 정도로 체했을 때 피마자기름 한 순가락만 먹으면 몇 시간 뒤 설사가 나온다. 그러면 속에 막혔던 것이 뚫리는 기분을 느낀다. 설사를 하면 체한 것만 내리는 것이 아니고, 벨벳같이 생긴 장의 융모(絨毛) 사이에 낀 나쁜 것도 같이 훑어 내리기 때문에 장 청소가 된다.

50년대나 60년대 초등학교 교실에서는 저학년 학생들 가운데 똥을 싸는 학생들이 심심치 않게 있었지만, 지금은 이런 풍경들이 오래전의 일이 되어 버렸다.

설사약 먹지 않으면 설사할 일이 거의 없다. 필자는 장을 깨끗하게 하려고 10일마다 설사약을 먹고 있다. 단식은 10일 정도 하면 장을 깨끗하게 할 수 있다. 그러나 그것이 쉬운 일이 아니다. 하기 쉬운 것이 설사하는 것으로 여기고 10일마다 한 번씩 저녁 9시경 수산 마그네슘 7.5g(마그밀 15정)을 물 3~4컵과 함께 마시고 잔다. 이때 물을 많이 마실수록 좋다. 새벽 5~9시 사이에 2~3번 설사를 한다. 설사가 세게 나올 때는 소리만 들어도 시원하다.

설사약 먹지 않고 이런 설사가 나왔으면 병원만이 아니고 행정기관까지 신경을 쓰게 했을 것이다. 장티푸스같이 열이 나지 않는 설사이면 두렵게 여길 필요가 없다. 속에 든 것 비워버리면 설사는 자연히 멎게 된다. 그 시간은 길어봤자 24시간이다.

하루 굶으면서 설사를 하고 나면 얼굴은 축이 나겠지만, 몸은 놀라울 정도로 가볍다.

대장암이 늘어나는 것을 보면 1년에 2~3번 설사만 해주었어도 암에 걸리지 않았을 것이라는 생각이 든다. 설사를 겁내면 위암, 대장암은 더 늘어난다. 하루만 참으면 낫는 설사 너무 호들갑 떨지 말았으면 한다.

아래 글은 1년 지나서 덧붙이는 후속글이다.

열이 나는 설사가 아니면 좀 해주는 것도 좋아서 '설사 좀 합시다.'라는 글을 썼던 것인데 며칠 전 식중독을 경험하고 나서 엄청난 효과 하나를 발견했다.

평소 네 시간을 자면 잠이 부족하고 다섯 시간을 자야 했는데 이번에 확 씻어내는 큰 설사를 하고부터는 하루에 세 시간을 자도 전에 다섯 시간 자는 것보다 더 큰 효력을 얻고 있다.

네 시간을 자고 사무실에 나오면 졸리는 현상이 있어 원고 교정이나 하고 새로운 글은 잘 쓰지 못했다. 그런데 식중독 이후에는 집에서나 사무실에서나 많은 분량의 원고를 쓰고 있다. 이것은 식중독 때문에 토하고 싸는 사이에 체내 독소가 모두 빠져서 남은 독소가 없어졌기 때문이다.

식중독 3일째는 다리가 후들후들 거려서 병원에 일단 들렀다가 출근했다. 5명 중 1명을 제외하고 모두 병원에 갔다. 필자는 하루만 갔지만 속이 좋지 않아 며칠 계속 병원 다니는 친구도 있다.

식당에 치료비만이라도 받아내야 하지 않겠느냐는 중론이 모인 것으로 알고 있다. 하지만, 나는 도리어 그 집에 체내 독소를 빼내주어서 고맙다는 사례를 해야 할 것 같다. 이 효능은 일주일의 단식 효능과 똑같은 효능의 체험을 했으니 말이다.

목회자들이 금식 후 잘못되는 경향들이 있어 단식에 대한 몇 권의 책을 읽었기 때문에 단식에 대한 글을 쓰려고 하다가 살아있는 글을 쓰자는 생각에서 1985년 봄에 집에서 직접 일주일간 단식을 해서 그 체험기를 『건강으로 가는 길』에 실었다. 그런 경험이 있기 때문에 식중독으로 토하고 설사한 것이 일주일의 단식 효과와 같다는 것을 느꼈다.

이번 식중독은 이 글에 보충하도록 주어진 좋은 기회였다는 생각이 든다. 지금은 자녀가 귀하지 않은 집이 없다. 자식이 넘어지면 하늘이 무너질 듯이 걱정하고, 설사나 식중독을 일으키면 곧 죽을 것 같이 호들갑을 떤다.

지금은 너무 먹어서 온 병이므로 배출하는 네거티브(negative)요법이 도리어 몸에 좋다는 것을 알고 부정식품추방운동은 하되 설사 때문에 데모하는 일만은 없었으면 한다.

데모하는 일에는 우리 모든 국민이 싫증을 느끼고 있다. 어떻게 해서 이룩한 이 나라인데……. 보리밥 세 끼 먹기도 어려웠고, 밥 한 그릇이라도 줄이려다 보니 자식들과 이산가족이 되기도 했던 민족이다.

나라의 앞날을 생각하는 사람마다 이 나라가 일본과 중국 사이에서 샌드위치가 되지 않을까 하고 우려하는 사람들이 많다.

필자도 그중에 한 사람이다. 샌드위치에서 벗어나는 길은 데모를 하지 않는 것이다. 일본이 데모가 없어지자 국가적으로 도약하고 있다. 마치 바짝 움츠린 개구리일수록 한번 뛰면 더 멀리 뛸 수 있듯이 지금 일본은 멀리 뛰어가고 있다.

우리나라도 이제까지 데모를 할 만큼 했으니 지금부터는 데모라는 단어는 접어두고 멀리 뛰겠다는 마음을 갖고 양보하고 절제하며 움츠린다면 기업들은 의욕을 갖고 자금줄을 풀게 된다. 그러면 좁은 취직의 문은 자연히 넓어지고 3만 달러, 5만 달러의 시대도 어렵지 않게 달성할 수 있다.

그러려면 내 몸에 있는 독소를 먼저 배출하고 국가기관 곳곳에 끼어 있는 독소도 배출해버리면 덩치 큰 국가기관도 날 것 같이 가벼워져서 전진하면 할수록 탄력이 생긴다. 그러면 10년 만에 달성할 사업도 5년 만에 이룩할 수 있다.

그러기 위해서 우리 다 같이 시원한 설사 한번 해 봅시다.

4. 껍질의 진액(resin)과 프로폴리스(propolis)

1) 프로폴리스(propolis)란?

프로폴리스(propolis)는 꿀벌이 꽃과 수목에서 모은 끈적끈적한 수지(樹脂, Resin)와 꿀벌 자신의 침샘 분비물(타액), 밀랍을 혼합하여 만든 물질이다.

식물이 끈적끈적한 수지를 분비하는 까닭은 잎이나 껍질 혹은 나무에 상처를 입었을 때 바이러스나 세균의 침입을 막기 위한 자연처방으로 항균성분의 물질(수지)를 분비하는 것이다. 이 물질 속에는 세균이나 바이러스를 순식간에 사멸시킬 수 있는 갈랑긴(galangin)과 피노셈브린(pinocembrin)같은 강한 항생둘질과 영양물질의 이동 통로가 되는 관다발을 좋게 하여주는 바이오플라보노이드(bicflavoncid) 성분이 다량 함유되어 있어서 자체적으로 모든 질병을 치유케 한다.

나무는 한번 땅에 뿌리를 내리면 그곳이 영원한 근착지(根着地)가 되므로 스스로 치유할 수밖에 없다. 그리고 잎이나 피질에 상처를 입게 되면 세균이나 바이러스가 서식할 수 있는 호조건이 된다. 거기에서 번식된 세균은 수액을 따라 전체에 번질 수 있지만, 하나님은 강력한 항생성분의 수지를 분비해서 세균의 번식을 억제하도록 했다.

이러한 항생성분의 물질들은 나무에만 필요한 것이 아니고 동물이나 곤충에게드 역시 필요한 물질이다.

꿀벌은 생활하는 데 필요한 것이라면 반경 2km 이내의 것은 무엇이든 갖고 온다. 그런 꿀벌들이 질병을 예방하고 치료할 수 있는 수지를 외면할 수는 없다.

외부 기온이 20℃ 이상으로 올라가고 바람이 불지 않는 화창한 날이면 아침 10시에서 오후 2시 사이에 소나무, 참나무, 복숭아나무, 미루나무, 붉나무 등을 찾아다니면서 양다리에 수지를 묻혀서 온다. 그 양은 꽃가루 뭉치에 비하면 2분의 1이나 3분의 1정도 밖에 되지 않는다.

꿀벌 중에서도 힘이 강한 외역봉(外役蜂)들이 이것을 갖고 온다. 외부에서 일할 수 없는 어린 일벌들은 일거리를 기다렸다는 듯이 입으로 물어서 뜯어내고, 뜯어낸 수지를 씹으면서 필요한 장소에 옮겨 놓는다. 꿀벌의 입에서 나올 때 아밀라아제(amylase), 리파아제(lipase) 같은 효소가 섞이게 되고, 거기에다 몸에서 생산해 낸 밀랍이 30% 정도 더 첨가되어 꿀벌들이 사용하기에 가장 적합한 물질로 만들어지는데, 이것을 생존과 번식을 유지하기 위하여 벌집의 살균과 소독에 사용한다.

프로폴리스의 주요 성분 함량은 평균적으로 수지 50~55%, 밀랍 10~40%, 정유 8~10%, 꽃가루 5~8%, 퀘르세틴(quercetin) 0.84~2%가 들어 있고, 이외에 미량 성분으로는 철, 아연, 망간, 마그네슘, 칼슘, 피톤치드(phytoncide), 비타민 B군과 다수의 비타민, 바이오플라보노이드, 갈랑긴, 효소 등이 있다.

2) 벌통 안에는 질병이 없다

사과상자보다 조금 큰 벌통 안은 2만 마리의 벌들이 밀집상태로 서식하고 고온(32℃)다습하여 세균, 곰팡이의 온상이 될 수 있는 조건을 갖고 있지만, 진드기나 응애에서 오는 병 외에는 거의 없을 정도로 무균상태를 유지하고 있다. 이것은 벌이 갖고 온 프로폴리스 때문이다.

이러한 항균력 때문에 프로폴리스란 단어가 유래하였는데, 프로폴리스(propolis)란 말은 그리스어 pro(앞)와 polis(도시)

의 합성어로 두 단어를 합하면 '도시(벌집)의 앞'을 의미하고 넓게 해석하면 '벌집 앞에서 안전과 질병을 막아주는 방어물질'이라는 뜻이다.

  수지(resin)는 식물이 치유물질로 분비하는 진액물질이지만, 프로폴리스는 이 나무의 수지를 벌이 질병 예방을 위해서 갖고 와서 타액과 밀랍 등을 첨가한 후 30~35의 고온의 벌통 안에서 몇 개월간 숙성시켜 벌이 가장 쓰게 좋게 만들어진 물질이므로 더 뛰어난 효능을 갖고 있다. 건강기능식품 품목 가운데 '항균작용'을 한다고 표기할 수 있는 것은 프로폴리스추출물 제품뿐이다.

  필자는 67년도에 양봉을 시작했고, 81년부터 봉산물(화분, 프로폴리스)을 연구했다. 1992년, 대중적으로 그리 알려지지 않았던 프로폴리스에 대해 "인체에 부작용이 적고, 효능이 높은 프로폴리스는 10년 안에 허가 등으로 빛을 볼 것으로 여긴다."라는 내용의 글을 원고지 30개 분량으로 『양봉계(養蜂界)』 9월호에 게재한 바 있다. 10년이 채 지나지 않은 2001년부터 식품허가를 받을 수 있게 되었다.

  필자가 96년도에 출간한 『프로폴리스의 위력(두리원)』은 프로폴리스에 대해서는 밑바닥까지 아는 사람이 쓴 책으로 인정되어 광고 없이 양봉인들을 통해 수만 부가 판매(13쇄)되었으며, 프로폴리스를 알고자 하는 사람들에게 큰 도움이 된 책이다.

3) 프로폴리스의 역사

프로폴리스를 역사적으로 살펴보면 지금으로부터 2,400여 년 전 의학의 아버지라고 불리는 그리스 의학자 히포크라테스(Hippocrates, B. C. 460? ~ 377?)는 프로폴리스를 체내외의 상처와 궤양을 치료하는 데 사용하였으며, 아리스토텔레스(Aristotle, B. C. 384 ~ 322)는 그의 저서 『동물지(動物誌, Historia animalium)』에서 타박상과 곪는 상처를 위한 치료에 프로폴리스를 사용한다고 저술한 바 있다[동물지 9권 40장].

고대 로마의 정치가이자 학자였던 플리니우스(Gaius Plinius Secundus, AD 23~79)는 고대 자연학에 관한 지식의 보고로 꼽히는 그의 저서 『박물지(博物誌, Naturalis Historia)』에서 "벌집에서 찾아낸 프로폴리스가 피부의 이물질과 찔린 가시를 뽑아내며 부어오른 종양을 낫게 하고, 단단하게 굳어진 조직을 연화시키며, 근육의 통증을 완화하고 고치기 어려운 궤양을 낫게 해준다."라고 기술하고 있다[박물지 22권 50장].

이후 남아프리카에서 영국과 보어인이 싸운 보어전쟁(Boer War, 1899~1902)때는 병사들이 베인 상처 치료용으로 바셀린과 프로폴리스를 섞어 사용해 효과를 보자, '프로폴리스 바셀린(Propolis Vasogen 또는 Propolisin)'이라는 이름으로 불리며 인기를 누렸다고 전해지고 있다.

동양에서는 프로폴리스는 아니지만 프로폴리스 성분이 함유된 말벌의 벌집 '노봉방(露蜂房)'에 대한 의학적 효능이 여러 문헌에 기록되어 있다.

『동의보감(東醫寶鑑)』탕액(湯液)편에서는 노봉방에 대해 경간(간질), 계종(몹시 놀라 팔다리가 가볍게 떨리는 증세), 옹종(종기), 유옹(유방염) 및 치통, 악창(고치기 힘든 부스럼)을 치료한다고 하였고, 명나라의 약학서 『본초강목(本草綱目)』에서는 풍을 물리치고 독을 없애며, 종기를 없애고 통증을 멎게 한다고 소개하고 있다.

필자의 견해로는 그대에 사용하였던 프로폴리스는 지금의 프로폴리스와 같이 순수한 형태는 아니었을 것이다. 그리고 꿀벌이 벌집을 만들기 위하여 분비하는 밀랍(蜜蠟)이나, 성경에 기록된 역청(pitch:송진, 수지(樹脂))이나 몰약(myrrh, 沒藥:방향성 나무진)과 같은 수지성분을 프로폴리스로 해석한 예도 있을 것이다. 오늘날 프로폴리스에 관한 논문이나 책에서도 수지와 프로폴리스를 구분하지 않고 이들 모두를 오늘날의 프로폴리스와 같은 물질로 해석한 사례들도 여러 자료에서 볼 수 있었다.

4) 재래 벌통에서는 생산이 어렵다

프로폴리스는 재래 벌통에서는 생산이 어렵고, 수시로 벌통 안을 내검할 수 있는 개량 벌통에서는 대량생산이 가능하다.

개량벌통을 처음 간든 사람은 미국의 양봉업자 랑스트로스(L. L. Langstroth)이다. 그는 꿀벌이 활동하기 좋은 벌집틀의 간격이 약 0.3cm라는 것을 알고 이것을 응용하여 1851년에 벌통에서 벌집을 쉽게 꺼내어 내검할 수 있는 개량벌통을 만들었다. 이것이 양봉산업에서 대변혁을 이룩하였다.

우리나라에서는 20세기 초 선교사들에 의해 서양종 벌(洋蜂)이 도입된 것으로 알려지고 있다.

현대에 와서 프로폴리스를 새롭게 조명한 사람은 프랑스의 의학자 레미 쇼방(Remy Chauvin) 박사였다. 그는 1966년도에 발표한 '프로폴리스의 임상효과에 대하여'라는 논문에서 벌통 안에 세균이 번식하지 못하는 것은 프로폴리스 때문이라고 하면서 천연항생제로서의 프로폴리스 기능을 발표하여 주목을 받은 바 있다.

프로폴리스에 대한 집중적인 연구는 미국과 같은 선진국이 아니고 동유럽의 공산국가인 루마니아, 헝가리, 체코슬로바키아와 소련 등이 1960년도부터 연구하기 시작했다. 그들이 연구한 것을 집대성한 『Propolisul(루마니아판)』이라는 책이 1978년 출간되면서 각국에 알려지게 되었다.

5) 프로폴리스의 효능

프로폴리스의 주작용은 청혈작용과 항균·항염작용이다. 혈이 탁해져서 오는 병이 성인병이므로 당뇨, 심장병, 고혈압에도 효능이 높고 암, 백혈병에도 아주 유용하게 사용된다.

바이러스에 의해 온 B형·C형간염, 독감, 알레르기성 질환과 대상포진에도 유용하다. 위염과 기관지염, 편도선염, 구내염, 치주염, 생리통에는 특효에 가까운 효능이 있지만 중이염이나 여성의 대하증에는 생각한 만큼의 효능을 얻지 못했다.

프로폴리스가 어떻게 보면 만병통치약에 가까울 정도로 다양한 효능을 나타내는 것은 천연의 항균성분이면서도 항생제에 버금가는 높은 항염효과와 항산화효과를 하기 때문이다.

5. 김 박사

내과전문의가 사구실에 찾아와서 필자를 보고 김 박사라고 불러주었을 때
"저는 박사가 아닙니다." 했더니
"프로폴리스(propolis), 화분(花粉, bee pollen)에 대해서는 박사 아닙니까? 현재 우리나라의 박사들 중 많은 수가 돈 주고 산 박사들인데 거기에 비하면 진짜 박사지요." 이렇게 말했을 때 어떻게 보면 그 말이 맞는 것 같기도 했다.

프로폴리스, 화분에 대해서는 많은 경험이 있어서 남들이 밝히지 못한 사실들을 밝혀놓았으니 그 소리를 들을 만도 하다. 그러나 공식적으로 리포트 한 장 써보지 못한 사람에게 박사라는 칭호는 있을 수 없는 일이다. 그렇지만, 의사로부터 헛말이지만 박사라는 말을 들었을 때 싫지는 않았다.

프로폴리스에 관해서는 『프로폴리스의 위력』이라는 책을 1996년에 출간했다. 그 당시에만 해도 프로폴리스에 대한 자료가 거의 없을 때였다.

양봉인들의 유일한 월간지 『양봉계(養蜂界)』는 1967년 4월

에 창간된 책이다. 필자는 그해 그달에 양봉을 시작했기 때문에 창간호부터 빠지지 않고 갖고 있다. 양봉에 관한 월간지이므로 여기에 나와 있는 18년간의 프로폴리스 자료는 모두 발췌했다. 여기에서 얻는 자료와 20년 넘게 사용한 경험을 바탕으로 쓴 것이 『프로폴리스의 위력』이다.

이 책은 서점을 통해서라기보다 양봉인들을 통해 많이 판매된 책이다. 지금은 프로폴리스가 항균·항산화작용을 하고 암에 유용하다는 것이 많이 알려져 자세한 설명 없이도 판매가 이루어지고 있다. 그러나 90년대 까지만 해도 프로폴리스제품 하나 판매하려면 많은 자료를 제시하고 거기에 따른 설명도 필요했다. 그렇다 보니 프로폴리스 판매하는 사람들이 수백 권씩 주문을 했고, 많이 가져간 사람은 1,000부까지 가져갔다. 국내에 프로폴리스에 관한 책들이 몇 권 나와 있지만 프로폴리스를 밑바닥까지 알고, 프로폴리스에 대해 많은 경험을 갖고 쓴 책으로 여겨져 지금까지 나간 것이 3만 부가 된다.

화분에 관한 책도 국내에 몇 권 나와 있지만, 천편일률적으로 화분에 대한 이야기만 나와 있고, 어떤 화분이 양질의 화분이라는 것을 밝히는 구분이 없다. 필자는 책에서 화분은 경작지보다 산지(山地) 화분이 좋고, 한해살이식물에서 생산된 화분보다는 여러해살이식물에서 생산된 것이 좋으며 풍매화보다는 충매화 화분이 더 좋다는 것을 말해 두었다.

여러해살이식물이고, 산지에서 생산된 충매화 화분이면 이는 1등급 화분이다. 2등급은 산지의 풍매화 화분이다. 3등급은 경작지에서 생산된 충매화 화분이고, 4등급은 경작지에서 생산된 풍매화 화분이 여기에 속한다.

  화분이 빈혈, 불면증, 면역강화에 뛰어난 효과가 있지만 경작지에서 생산한 화분은 효력이 없다는 것을 밝혀 놓았다. 아무리 좋은 화분도 단일종보다는 몇 가지 혼합된 화분을 사용했을 때 빈혈이나 면역기능에 뛰어난 효과가 있었다. 국내산 화분은 10년간 필자가 값을 조절할 정도로 많은 양을 판매해왔기 때문에 여기에서 얻어진 결과들이다.

  『면역을 키워야 만성병이 낫는다』는 책은 화분에 관한 책으로서 1999년도에 출간되어 지금까지 2만 부 넘게 나갔다. 화분에 대한 지식, 경험, 양봉업의 기여도 등을 참작해서 주는 박사 학위가 있었다면 필자는 벌써 받고도 남았을 것이다.

  『프로폴리스의 위력』이라는 책이 많이 나갔을 때 외국에서 박사학위를 받지 않겠느냐 하고 타진해 온 사람도 있었다. "저는 박사 학위를 받을 수 있는 자격이 없는 사람입니다. 그런 사람이 받으려고 하면 돈도 많이 들 것인데 저에게는 그렇게 많이 낼 재력도 없습니다."라고 했더니 "생각하는 만큼 돈이 들지 않는다."라는 말까지 해주었다.

  필자는 박사 칭호는 영구히 듣지 못하더라도 프로폴리스, 화분에 대해서는 한국에서는 누가 뭐라고 해도 일인자였다는 말만은 듣고 싶다.

[이 글은 『면역을 키워야 만성병이 낫는다(축소판)』에 게재되었던 것을 일부 옮긴 것이다.]

2007년 7월 어느 날,

"저는 전립선암 환자 박○호(75세, 전 전국 유선방송 연합회장)입니다. 김 선생님 1시간 후 사무실에 계십니까?"

"예, 있을 겁니다."

이분이 많이 좋아졌다는 것은 음성을 듣고서도 금방 알 수 있었다. 음성이 착 까라지고, 목에 힘이 없어 보이면, 좋아진 상태는 아니다. 그러나 음성이 가랑가랑하고, 목에 힘이 있어 보이면 열에 아홉은 좋아진 상태라고 할 수 있다.

들어오자마자 걸음걸이를 좀 봐 달라고 했다. 전에는 퇴행성 관절염으로 절뚝거렸는데 그것이 없어지고, 활기찬 걸음이었다. 얼굴에는 환자의 모습이라고는 조금도 보이지 않았다. 전에는 목이 부어서 목울대가 보이지 않았는데 그것도 뚜렷이 보였고, 몇 개월 전에는 전립선암의 수치(PSA)가 20ng/㎖이었는데 며칠 전에는 2.8ng/㎖로 떨어졌다고 했다.

전에 하던 사업도 이제 정리되었기 때문에 전공(부산대 경제학과)과는 다르지만, 5살 때부터 읽기 시작한 한문 지식을 젊은이들에게 보급하는 데 이바지해 보겠다는 앞날의 포부까지 말하기도 했다.

그러면서 "김 선생은 오래 사셔야 합니다. 그래야, 많은 사람들에게 도움을 줄 수 있습니다. 제가 김 선생을 알게 된 것도 책 때문입니다. 김 선생이 쓴 6권의 책을 다 읽었습니다. 책을 읽고 나니 희망이 보였고, 그것이 현실로 나타났습니다."

그렇다. 이 책이 닿은 사람들에게 보급되면, 엄청난 환자가 줄어들 수 있다.

하나님이 내게 주신 연단을 값없이 무용하게 버리는 김해용은 절대 되지 않으려고 한다. 그것을 증명해 줄 수 있는 것이 이 『모세의 건강법』이다.

시련과 연단을 통히 이 책을 쓰게 하여주신 하나님께 감사드리며, 이 책을 읽어주신 독자들에게도 감사를 드린다.

10 씨 맺는 열매의 위력

1. 껍질건강법

 부산에 와서도 21년 뒤의 내 모습은 어떤 모습으로 변할까? 하고 늘 생각하면서 살아왔다. 좋은 집이나 값비싼 차를 갖는 것이 중요한 것이 아니고 하나님과 사회에 어느 정도 기여할 수 있는 사람이 되느냐 하는 것을 더 중요시해왔다. 그러나 이 방면에 줄 수 있는 영향은 너무나 미미한 존재였다.
 지금까지 필자가 저술한 6권의 책이 10만 부 가까이 팔렸다. 그러나 이것이 국민 건강에 기여한 것은 지극히 적었고, 여기에서 오는 반응도 아주 미약했다. 그렇지만 『모세의 건강법』이 스테디셀러가 되었을 때 이 책을 통해 주는 영향은 엄청나게 다를 수 있다.
 목회자들이 먼저 이 책을 읽고 실천한 후 설교에 반영시킨다면 그 영향은 커질 수밖에 없다.

21년의 분기점은 완연히 달라질 수 있다는 생각이 들어 『모세의 건강법』을 쓰게 되었다. 모세가 건강할 수 있었던 몇 가지 요인 중에서도 가장 중요한 것은 먹거리였다.

하나님은 씨 맺는 채소와 열매가 우리의 주식이 되어야 한다는 것을 지시했지만, 우리는 껍질을 알뜰히 벗긴 정백식을 먹고 있다. 껍질을 버리고 먹는 것은 생명이 없는 것을 먹는 것이고, 최고의 불량식품을 먹는 것이 된다.

불량한 원료로 식품을 만들거나 원료에는 하자가 없어도 불량한 환경에서 만들면 그것은 불량식품이다. 더구나 원료에 법적인 하자가 없다 해도 10년이나 20년 먹어서 질병을 일으킬 수 있는 식품이면 이것도 엄연히 불량식품이다.

흰쌀과 흰밀가루는 우리가 먹는 불량식품 중에서도 대표적인 불량식품이다. 이것을 두고는 아무리 좋은 위생적인 방법을 취한다 해도 암이나 당뇨에서 벗어날 수가 없다.

미국 37대 닉슨(Richard M. Nixon) 대통령은 1971년 암과의 전쟁을 선포하면서 국가 암(癌) 법을 제정하고 250억 달러(약 26조 원)를 연구에 투자했지만, 30년이 더 지난 지금 암 발병률이나 사망률은 전혀 개선되지 않고 도리어 증가하고 있다.

우리나라 사망자 4명 가운데 1명이 암 사망자이고(2005년 전체 사망자 중 암 사망자는 26.7% - 통계청, 2006), 미국은 입원 환자 3명 가운데 1명이 암 환자이다. 의학계에서는 곧 사망자 3명 가운데 1명이 암 사망자가 될 것으로 내다보고 있다.

한 가닥의 머리카락에서 유전인자인 DNA를 분석하고 여러 가지 질병인자들을 찾아내는 현대의학이지만 암 정복에 있어서는 아직도 암은 치료하기 어려운 난치병 또는 불치병으로 인식되고 있는 실정이다. 이것은 하나님의 완벽한 껍질처방을 제외한 상태에서 원인과 치료법을 찾으려고 하다 보니 아직 원인 규명을 못 하고 있는 것이다.

『모세의 건강법』을 쓰면서 모세와 같은 건강을 부여할 수 있는 제품을 만들라는 마음의 음성도 들을 수 있었다.

식물의 껍질을 원료로 하여 92년도에 받기 어려운 보사부 허가(제95호)를 받아 「자생정」이라는 제품을 생산했었다. 미강(米糠), 소맥부(小麥麩), 솔잎, 율피(栗皮) 등을 주성분으로 하여 흡수력만 고려하고 분말형태로 제조하였다. 그렇다 보니 입에 들어가면 텁텁한데다가 입천장에 달라붙어서 먹기가 너무 거북했다.

고가의 기계를 구입해서 제품을 만들었지만 내가 먹기 어려운 제품은 남에게 권할 수 없다는 생각이 들어 생산을 포기하고 그때 만든 제품들은 모두 아는 분들께 나누어주었다. 그때 드신 분들 가운데 당뇨, 비염, 알레르기 등이 좋아졌다는 이야기를 들었지만, 다시 만들고 싶은 생각은 없었다.

이것을 완전히 잊고 있다가『모세의 건강법』을 쓰는 가운데 껍질건강법에 대해 다시 자료를 조사하게 되었고, 이러한 자료와 연구를 통해 보완해서 만든 제품이 「옥토생식환」이다. 「옥토생식환」은 환(丸)으로 되어 있어서 먹기에 편할 뿐 아니라 소화에도 부담감이 없으며 또한, 체질개선을 통하여 건강유지 및 증진에 도움을 주는 제품이다.

2. 뼈와 몸을 강건케 하는 껍질

 50대 후반의 아는 분이 정형외과에 입원해 있어서 병문안을 간 적이 있다. 그분은 5cm 높이의 턱에 걸려 넘어졌는데 발목뼈가 부러져 수술하고서 입원해 있었고, 70대의 아는 분도 그 병원에 입원해 있었는데 계단에서 미끄러진 뒤 발목뼈가 부러져서 수술했다고 했다.
 옛날에는 넘어져도 뼈가 잘 부러지지 않았던 것은 지금보다 뼈가 강했었기 때문이다.
 닭 사료를 먹여서 키운 닭 뼈는 강도가 약해서 치아가 좋은 사람은 그 뼈를 씹어 먹을 수도 있다. 그러나 방사해서 키운 닭의 뼈는 칼로도 절단이 잘 되지 않을 정도로 뼈가 강하다. 뼈가 강한 이유는 운동량에 의해 근육과 뼈가 강해진 것도 있지만, 사료에 따라 달라진 것이다.
 가두어 놓고 키우는 닭은 성장과 산란을 중요시하므로 단백질 위주로 사료가 배합되어 있다. 그러나 방사하는 닭은 전체식(全體食) 모이를 의주로 하다 보니 단백질보다는 미네랄과 비타민 공급이 많아져 뼈가 단단해진 것이다.
 지금 우리들의 뼈는 너무 약해져 있고, 뼈가 부러져도 잘 붙지 않는다. 나무에 상처를 입히면 나무에서 수지(樹脂, resin)가 나오듯이 뼈에서도 뼈가 부러지면 접착제 역할을 하는 아교질(阿膠質)이 나와서 뼈를 붙게 한다. 아교질을 만드는 중요 성분이 미네랄과 비타민이다. 이것이 부족하다 보니 아교질의 분비력도 약할 뿐 아니라 질적으로도 떨어지고 있다.

골절이 되었을 때 양질의 아교질로 붙었다면 다시 부러질 때는 다른 부위가 부러지는 것이 정석인데 지금은 한번 부러진 곳이 더 잘 부러지고 있다. 그리고 2개월이면 붙었던 뼈가 지금은 3개월이 지나도 조심조심해야 할 정도로 다른 부위보다 더 약해져 있다.

뼈만 그런 것이 아니고 지금 자라는 아이들의 체력은 한심할 정도로 약해져 있다. 우리가 학교 다닐 때는 잘못해서 교실 뒤편이나 복도에서 손을 들고 벌쓰는 일들이 많았다. 벌을 받았다 하면 40분 안에 의자에 앉는 일이 없었다. 그런데 지금 학생들은 그렇게 했으면 눈물을 흘리면서 참는 학생들보다는 나를 죽게 만든다고 악을 쓰면서 반항하는 학생이 더 많을 것이다. 그리고 30분을 넘기지 못하고 모두 주저앉을 것이다.

지금 학생들은 옛날 학생들보다 신장도 커졌고, 몸무게도 늘었고, 얼굴색도 보기 좋을 정도로 건강해 보이지만 지구력이나 인내, 끈기는 옛날 학생들보다 모두 약해졌다. 학생이 달리다가 넘어졌다 하면 발목뼈가 잘 부러지고, 노인이 화장실에서 넘어졌다 하면 대퇴골이 부러질 정도로 뼈가 약해졌다.

신장을 크게 하고, 체중을 늘려주는 영양소는 5대 영양소 가운데 3대 열량영양소인 탄수화물, 단백질, 지방이고, 지구력을 높여 주고 뼈를 강화시켜 주는 영양소는 비열량영양소인 비타민, 미네랄이다.

체중을 늘려주는 영양소는 모두 식물 속에 있지만, 저항력이나 뼈를 강화시키는 성분은 모두 껍질에 들어 있다. 이것을 외면하고는 어떤 첨단 의료시설을 활용해도 우리의 건강을 지켜주고 뼈를 강화시키는 데는 역부족이다. 그것이 오늘날 많아진 각종 질병과 약해진 뼈가 이를 증명해주고 있다.

그 당시에는 곡류를 먹어도 전체식에 가까운 곡류를 먹었고, 참외나 사과를 먹어도 껍질을 깎지 않고 그대로 먹었다. 그것이 우리의 세포막을 강화시켜 활성산소 같은 유해물질을 쉽게 막을 수 있었지만, 지금은 모든 세포막이 약해져 유해물질을 막아줄 방패막이 없어졌다.

그러다 보니 우리 몸에는 암세포 20만 개 미만일 때는 스스로 이것을 이겨냈는데 지금은 그 숫자 미만이 되어도 이겨내지 못하고 있다. 그래서 입원했다 하면 암으로 입원한 사람들이다.

옛날 직장 동료가 입원했다 해서 찾아가던 암으로 입원해 있고, 동창생이 입원해 있다는 소식을 듣고 찾아가면 거기도 역시 암으로 입원해 있더라는 이야기는 우리 주위에서 흔히 듣는 이야기들이다.

대형 병원마다 더 크게 짓고 거기에 다시 확장하는 병동은 모두 암 병동이다. 다른 병에는 돈을 아껴도 암은 생명과 직결되는 병이다 보니 돈을 아끼지 않으므로 암 병동을 지어서 적자 보는 병원은 하나도 없다.

하나님은 무엇보다 인간을 존중하게 여기는 것은 인간을 "하나님의 형상대로 창조(창세기 1:27)" 하셨고, "모든 것을 다스리게 하는(창 1:26)" 권세까지 인간에게 주었다.

그래서 "사랑하는 자여 네 영혼이 잘됨 같이 네가 범사에 잘되고 강건하기를 내가 간구하노라(요한3서 1:2)"고 하셨다. 에덴동산에서 아담을 크게 부르셨던 하나님은 지금은 우리를 향해 강건한 생활을 하라고 외치고 있지만, 매스컴과 의학서적들이 이것을 막고 있어서 우리는 그 음성을 듣지 못하고 있다.

미국 상원 영양문제특별위원회가 전문가 270여 명을 총동원해 2년간('75년~'77년) 조사하여 발표한 5,000여 페이지의 방대한 보고서에서 "암 발병의 90%가 잘못된 식생활과 거기에 들어 있는 화학물질이 원인이다."라고 했다.

전체식으로 식사할 때는 그 음식이 치유적인 음식이 될 수 있어도 정백식(精白食)을 장기간 하면 그것이 암만이 아니라 각종 질병을 일으킬 수 있는 음식들이다.

한 샘에서 단 물과 쓴 물이 같이 나올 수 없다. 그러나 한 입으로 들어가는 음식물 중에는 질병을 일으키는 음식물도 있고 치유하는 음식물도 있어서 두 가지 위력을 나타낸다.

질병은 약만으로 고칠 수 있다는 개념이 머릿속에 깊이 각인된 탓에 환자는 약으로만 해결하려고 한다. 그러다 보니 환자는 매년 더 늘어나는 추세이고, 한 가지 병이 오면 합병증이라는 덤까지 떠안게 된다. 이런 병을 만들어 내는 것이 불량식품이라고 할 수 있는 정백식이다.

1차 식품인 불량식품은 합병증을 양산시키지만, 하나님이 권유하는 전체식은 합병증을 유발시키는 그런 음식물이 아니고 치유적인 음식물이기 때문에 한 가지 병이 좋아지면 다른 병까지 엮어서 모든 병을 낫게 하는 그런 위력을 갖고 있다.

하나님이 아모스에게 들려준 말씀이 있다.

"내가 기근을 땅에 보내리니 양식이 없어 주림이 아니며 물이 없어 갈함이 아니요 여호와의 말씀을 듣지 못한 기갈이라(아모스 8:11)"

이 말씀이 필자에게는 '내가 질병을 땅에 보내리니 의사가 없어 치료를 못 받음도 아니며 병원이 없어 입원을 못함도 아니요 여호와의 참된 건강법을 듣지 못해 질병을 앓음이라'는 말씀으로 들려졌다.

누구든 껍질이 치병의 효과가 있다는 생각을 하고 껍질을 선호할 때 지금 많아진 질병을 급격히 줄일 수 있다. 이것 외에 다른 방안을 찾으려고 하지만 쉽게 찾아갈 수 있는 지름길을 놓아두고 멀고 험한 길을 찾아가려는 것밖에 되지 않는다.

길 안내자가 너무 쉬운 길을 가르쳐주면 고마운 답례도 하지 않는다. 그러나 길이 험하고 돌아가는 먼 길을 가르쳐주면 그 길밖에 없는 것을 가르쳐 주었다고 고맙다는 인사 외에도 두둑한 사례까지 하게 된다. 이것이 현실이다.

러시아의 문호 톨스토이(Tolstoi)는 "우리의 삶은 변하나 진리는 결코 변하지 않는 법"이라고 했다. 『모세의 건강법』은 질병을 줄이는 하나님의 처방전이다. 지금은 진리가 아닌 것으로 인식되어 신뢰를 받지 못하고 있지만 언젠가는 진리로 인정받게 될 것이다. 이것을 국민들이 많이 인정해줄 때 저자는 대학 총장이 발급한 졸업장은 없어도 하나님이 교육시킨 무공해 인성대학(無公害 人性大學) 출신이라는 것을 많은 사람들이 인정하게 될 것이다.

그때는 집안에 약봉지 없는 것이 당연하고, 있는 것을 도리어 이상하게 여길 정도로 껍질음식문화가 확산되어 있을 것이다. 그때에는 필자가 이 세상 사람이 아닐 수도 있다.

3. 씨 맺는 열매의 위력

병은 약성이 있는 물질만을 써야 고칠 수 있다는 것은 아주 잘못된 생각이다. 우리의 선조들은 의식동원(醫食同源)이라 하여 의학과 음식은 그 근원이 동일하므로 음식이 질병을 예방하고 치료하는 약이 된다고 여겼고, 이를 식생활에 적용하였다. 또한, 의학의 아버지라고 불리는 히포크라테스(Hippocrates)는 "음식으로 고치지 못하는 병은 의사도 고치지 못한다."고 했다.

이런 것을 보면 식품은 치병에 효과 없다는 개념에서 효과 있다는 개념으로 바뀔 때 성인병과 많은 질병에서 벗어날 수 있다.

5년 전에 화분과 프로폴리스 제품을 먹었던 여인섭(52세, 경남 밀양시 산내면 신암리 538-1)씨가 몇 개월 전 사무실로 찾아왔다. 이 사람은 위, 장의 기능이 모두 안 좋고, 폐기종(肺氣腫)이 있어서 공기가 탁한 곳에서는 호흡에 지장을 느낄 수 있고, 전립선염까지 있어 소변을 자주 봐야 했던 사람이다. 그때보다 건강은 더욱 나빠져 있었다.

공기가 나쁜 곳에서는 생활하기가 어려워 공기 좋은 경남 밀양의 얼음골에 가서 살면서도 장로님에 대한 생각은 늘 있었지만 찾아뵙지 못하다가 몸이 더 나빠져서 찾아오게 되었다고 했다.

이제는 지하철을 타도 호흡에 지장을 느낄 정도이고, 병원에서도 특별한 치료방법이 없다는 말까지 들었다고 했다.

'하나님께서 이분을 특별히 보내주신 것이다. 이 사람은 암환자보다 고치기 더 어려운 사람이고, 병의 백화점이라 할 수 있는 사람이다. 이 사람이 낫게 되면 껍질의 위력을 나타내는 것이고 지금 많아진 병들은 하나님의 완벽한 식품 처방을 외면한 결과이다. 그렇다면 우리가 지금 먹고 있는 모든 정백식은 불량식품이라고 할 수 있는 것이다.'

"집사님, 환(丸)제품인데 이것을 드실 수 있겠습니까?" 했더니

"환제품은 위에서 받아주지 못하기 때문에 전혀 먹지 못합니

다. 환제품만이 아니고 커피, 국수, 알약, 냉수 등 먹지 못하는 것이 너무 많습니다."

"찹쌀가루를 풀어 제조한 환약은 물에 하루를 담가두어도 풀리지 않습니다. 그것을 먹으면 집사님은 위가 약해서 아플 수 있습니다. 그러나 이 제품은 물에 넣으면 쉽게 풀어지고 위에 부담이 없을 뿐만 아니라 위의 기능까지 높여주므로 드실 수 있을겁니다."했더니 될 수 있는 대로 먹겠다고 했다.

이틀 뒤에 전화가 왔다. 작은 숟가락 하나 가득 먹어도 위에 부담이 없다는 반가운 음성이었다. 작은 숟가락 하나 먹어서는 크게 효력이 나타나지 않으므로 1회에 작은 숟가락으로 가득히 두 번(10g)씩 먹으라고 신신당부를 했다.

20일 정도 지났을 때 팔, 다리에 힘이 생기는 것 같고 몸에 땀이 나는 것 같은 기분을 느낀다고 했다.

1개월 뒤에는 고향인 옥천에 갔다가 차에 부딪혀 길가에 나가떨어졌는데 죽지 않은 것만으로 다행으로 여기면서 병원에 입원해 있다고 했다.

"장로님이 보내주신 것을 먹고 많이 좋아졌으므로 병원으로 보내주십시오." 하는 연락을 받고 보내주었다. 병원에서 20일만에 퇴원했는데 처음 병원에 입원했을 때는 몸이 좋지 않아 병원에 오랫동안 입원할 줄 알았는데 생각 외로 경과가 좋아서 빨리 퇴원할 수 있었다고 했다.

병원에서 빨리 회복되는 것을 보고 원장님이 특별히 먹는 것이 있느냐고 물어 아는 분이 보내준 환약을 먹는다고 했더니 시큰둥한 모습이었다고 했다.

　얼마 후 전화가 왔는데 유럽여행 중이라고 했다. 그 몸으로 어떻게 세계여행을 하느냐고 했더니 미국에 있는 선교사의 간곡한 부탁도 있었지만, 건강에 대해 다소 자신을 얻었기 때문이고, 귀국해서 들르겠다고 했다.

　방문한 여인섭씨에게 사업설명회 때 체험사례를 발표해 줄 수 있느냐고 부탁했더니 흔쾌히 해주겠다고 했다. 지금까지 여러 사람들의 사례가 있었지만 여인섭씨의 사례가 특별했기 때문에 부탁했다.

[체험사례]

　다음은 그날 발표한 여인섭씨의 사례를 요약한 내용이다.

　저는 산 좋고 물 맑은 충청도의 어느 마을에서 태어났습니다. 저는 감수성이 예민해서 꽃을 보면 매우 아름다웠고, 맑은 물과 산들만 보아도 무척 좋아 했습니다.

　군대를 제대한 후로 몸이 시름시름 나빠지기 시작했습니다. 몸이 나빠지고부터는 꽃을 보아도 아름다움을 느끼지 못했고, 무엇을 보아도 좋은 것이 없었습니다.

　몸에 좋다는 것이 있으면 무엇이든 다 사먹었습니다. 때로는 한 달 월급이 넘는 금액을 들여서 구입해 먹어보았지만, 몸이 좋아지는 것을 느끼지 못했습니다. 이것도 1~2년이 아니고

20년 넘게 투병생활을 하다 보니 내 몸은 병의 백화점이라 할 수 있을 정도로 모든 기능은 다 망가져 있는 상태였습니다.

쉽게 나열할 수 있는 것이 과민성대장염, 위무력증, 만성위염, 장폐색, 만성기관지염, 폐기종, 전립선염, 불면증, 신경쇠약, 만성피로 등입니다. 이런 병들을 갖고 있다 보니 꽃을 보아도 고운 줄을 모르고 기쁜 일이 있어도 기쁜 줄을 몰랐습니다.

저는 지하철만 타도 호흡의 곤란이 오기 때문에 지하철을 타지 않습니다. 그래서 부산에서 벗어나 공기 좋은 밀양의 얼음골에서 생활하고 있습니다.

몸이 더욱 나빠져서 5년 만에 김 장로님께 들렀더니「옥토생식환」에 대해서 말씀해주셨지만, 환약은 일절 먹지 못한다고 말했습니다. 그러나 그런 환약과는 다르다고 해서 먹기 시작했는데 부담 없이 먹을 수 있었습니다.

보름 정도 먹었을 때 몸에 땀이 나는 기분이 들었습니다. 저는 몸에 땀이라고는 없었습니다. 몸이 좋았을 때 등산 세 시간을 해도 몸에 땀이라고는 나지 않던 사람입니다. 그런데 땀이 나니 내 몸의 세포가 살아난다는 기분이 들었고 건강을 되찾을 수 있다는 희망이 보였습니다.

3개월 뒤에는 어느 정도 자신이 생겨 유럽으로 여행을 갔는데 여행사를 통해서 간 여행이 아니고 배낭여행이었기 때문에 기차 안에서 밤을 새우면서 여행할 때도 잦았고, 식사도 맞지 않았지만 34일간 세계 여행을 할 수 있었던 것은 그동안「옥토생식환」으로 몸이 많이 좋아졌고, 1개월 먹을 분량을 갖고 갔습니다. 그간 「옥토생식환」의 위력을 체험했기 때문에 자신감이 생겼던 것입니다.

저의 병은 한 가지만 좋아진 것이 아니고 전립선염, 신경쇠약 등 모든 병이 다 좋아지고 있습니다. 아직 얼굴에는 병색이 있지만 5개월 전에 비하면 완전히 다른 모습입니다.

5년 만에 장로님을 찾았을 때 "집사님의 병은 현대의학에서 볼 때 암보다 더 고치기 어려운 병이지만 이 제품이 집사님의 병을 고치게 할 것입니다." 하실 때 장로님은 과장된 말씀을 하시지 않지만, 너무 비약시키지 않나 하는 생각도 들었습니다. 그러나 여기에는 건강서적 6권을 쓴 지식을 총동원했고, 하나님의 완벽한 처방을에 따라 만들어진 제품이기 때문에 그런 위력이 있을 것이라고 할 때는 어느 정도 수긍이 갔습니다.

장로님의 말씀대로 그런 위력이 내 몸에 실제로 나타났기 때문에 이 자리에 설 수 있게 된 것입니다. 감사합니다.

여인섭씨는 자신의 전화번호까지 기재하여 달라고 했지만 그분에게 시도 때도 없이 전화를 하여 혹 피해를 주는 일이 있지 않을까 하는 생각에서 넣지 않았다. 편지를 하면 답장도 받을 수 있고 전화통화도 가능할 것이다.

[참 고 문 헌]

도 서 명	저 자	출판사명	출판연도
特殊營養學	원재희, 유영희 공저	수학사	1980
한국인 영양권장량	한국영양학회	중앙문화사	2000
식품성분표(제7개정판)	농촌진흥청 농촌자원개발연구소	농촌진흥청 농촌자원개발연구소	2006
식품영양학사전	식품영양학회	한국사전연구사	1999
천연약물대사전	김재길 저	남산당	1984
잘 살 수 있는 길	허재원 저	목민도서	1980
自然食과 長壽法	柳柄昊 편저	영설출판사	1981
自然食	奇峻成 저	행림출판사	1981
自然食의 偉力	金鏞漢 저	英文社	1981
바이블과 채식건강	조 현 저	(주)시사편찬연구소	1995
世界 長壽村 探訪	이길상 역	대광문화사	1978
건강으로 가는 길	김해용 저	두리원	1999
프로폴리스의 위력	김해용 저	두리원	1996
면역을 키워야 만성병이 낫는다.	김해용 저	두리원	1999
한국양봉총람	한국양봉협회	한국양봉협회	1983
성서대백과사전	성서대백과사전편찬위원회	성서교재간행사	1980
약초의 성분과 이용	문관심 저 / 북한과학 · 백과사전출판사	일월서각	1991
만성병의 식이요법	이길상 역	음양맥진출판사	1981
지금의 식생활로는 빨리 죽는다.	양달선 역	자연식동호회	1981
성서에서 본 식생활과 건강법	이길상 저	기독교문사	1996
미국민속건강법	이길상 역	탐구당	1976
뉴스타트 건강	송숙자 저	시조사	2002
인체기행	권오길 저	지성사	2002
세포생물학	김영희 외 7명	아카데미서적	1992
生命科學	주일영 외 3명	이우출판사	1978
현대농업기술(종합판)	전국농업기술자협회	전국농업기술자협회	1985
더러운 장이 병을 만든다.	버나드 젠센 저/김희웅 역	국일미디어	2002
물은 답을 알고 있다	에모토 마사루 저/양억관 역	나무심는사람	2002
성서의 식물	최영전 역	아카데미서적	1996
잘못된 식생활이 성인병을 만든다	미국상원영양문제특별위원회/ 원태진 역	형성사	2003
당지수(GI)로 당뇨병, 비만, 심장질환을 잡는다.	제니 브랜드 밀러 외 2명	물병자리	2005

암·당뇨를 예방하는
모세의 건강법

초판 1쇄 발행 : 2007년 12월 21일
   2쇄 발행 : 2008년 8월 13일

지은이 | 김해용
펴낸이 | 남두이
펴낸곳 | 도서출판 두리원
등록번호 | 제 11-89호(1997년 3월 24일)
북디자인 | 김주영

주소 | 부산광역시 금정구 남산동 51-14
전화 | (051)864-6007~8
팩스 | (051)864-5025
지은이 | (051)864-7766

값 10,000원
ISBN 978-89-88216-14-9

* 이 책의 내용 중 일부 또는 전부를 재사용하시려면 반드시 저자의 동의를 얻어야 합니다.
* 잘못 만들어진 책은 구입처에서 교환하여 드립니다.
* 필자와의 협의에 따라 인지는 붙이지 않습니다.